Let's ケーススタディ 脳卒中リハビリテーション

～『日常生活』を視野に入れた介入の考え方～

Case study

山田 稔

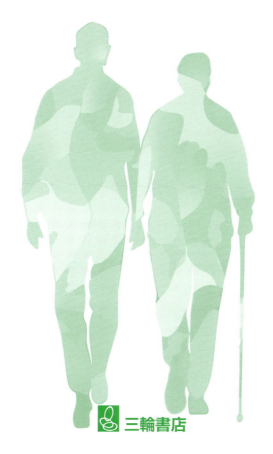

三輪書店

Prologue

　脳は不思議な臓器です．身体全体の重さに占める割合は2〜2.5％程度しかないのに，エネルギー消費量は約18％にも上るといわれます．
　脳卒中や脳挫傷など脳にダメージを受けると重篤な運動障害が出現するばかりか，高次脳機能といわれる「言語・認知・記憶」等もうまく機能しなくなり，日常生活を円滑に過ごすことに障害が生じます．
　脳疾患の後遺症がある人は，外見で確認できる「上下肢の麻痺」以上の暮らしづらさを抱えていると思われます．

　脳疾患による障害の全体像は，脳の可塑性によっても変化するため，複雑に絡み合っています．その全体像を見て，確認して，解釈するには，膨大な知識と臨床経験が必要でしょう．脳疾患に対応する治療・リハビリテーション技術はいまだ確立しているとはいえないため，日々試行錯誤の連続です．
　試行錯誤ができるためには，「実験的な思考」「仮説を設定できる力」が必要です．
　また，その前提として，相当量の勉強をした上で，対象者の思考・行動のパターン，生活環境や生活歴，家族構成など広範な視点をもち，対象者本人がどのような「人生経験を歩まれてきたか」まで思いをはせられる，療法士の「人間性」にまで評価の素養が要求されます．
　しかし，私たちリハビリテーション専門職は，研究者のような実証的思考方法のトレーニングをほとんど受けていませんし，医師のインターンのように専門的な経験を経る養成期間は対象疾患の多彩さに比べてあまりにも短いのが実情です．

　本書は，現場に出てまだ日が浅く，上述のような点で悩む療法士諸氏に向けて，まさに現場で悩ましいいくつかの事例を用いながら，脳疾患後の後遺症を抱える患者のリハビリテーションについて解説しようというものです．特に，実経験の中でまさに試行錯誤を豊富に重ね，臨床の知見を集積させてきた筆者の「思考パターン」「評価手段の選択法」「介入技術」などを伝えようという趣旨でデザインされました．書籍における擬似体験は，実体験には遠く及びませんが，それでも他者の体験を知ることが「実験的な思考ができる力」「仮説を設定できる力」を導く場合もおおいにありえます．

　第1・2章はその前提を解説する章です．
　第1章ではまず，「姿勢」という現象について説明します．
　教科書にも「運動とは姿勢が時間的に連続して変化したもの」とあるように[※]，日常生活動作の困難を理解するには，「姿勢保持とその変化」を理解し解釈する必要があります．
　姿勢は，運動力学的側面に限らず，対象の方の感情も表現しています．「麻痺側からの感覚情報をどのように知覚し認識しているか」「それを非麻痺側の感覚情報とどのように統合し出力しているか」「統合されないとしたら，どのような困難が生じているか」が姿勢という「形」になって表れるのです．つまり，「姿勢という『形』は対象者の状況を知るツール」だということです．

そのため，本書ではまず，「姿勢」について1章を割きました．脳疾患後遺症による動きづらい動作について，「なぜその動きが難しいのか」を考えるためには，姿勢という現象について深く理解しておくことが必要だと理解するからです．

次の第2章では，脳卒中の後遺症，主に片麻痺者における行動分析を総論的に説明しています．

「ヒトの日常生活動作」には，「運動・行動・行為」という側面があります．

脳と身体がその動作をどのようにコントロールし出力するかという運動システムの概念で，片麻痺者の「日常生活動作」を分解して理解し，「片麻痺者の多くに認められる現象」を押さえておけば，臨床経験者がよく使う「トップダウンの直観」が理解できるようになります．

このように，片麻痺者の行動分析を総論的・横断的に落とし込んでおくことで，臨床経験が浅くてもプロフェッショナルな仕事を遂行できると考えています．

第3章は，リハビリテーションの現場で多く使われる「動作練習」を，どのような視点で用いるか，具体的なケースを用いて解説します．

脳卒中後の臨床現場で多く認められる「基本動作」「上肢機能」「歩行」「高次脳機能」の課題に分けて，現象とその解釈，解決方法を例示することで，先に述べた「先輩療法士の思考経路」を把握し，若手の悩みを解決する方向性が示せたらと考えています．

この本は，現在，多くの療法士が勤務している回復期リハビリテーションの現場をイメージして執筆しました．

回復期医療は，どのような状態の脳卒中片麻痺者であれ平等に医療的リハビリテーションを受けることのできる医療制度です．そこで経験豊富な療法士に担当してもらえるかどうかで，対象の方のその後の人生が変わってしまうといっても過言ではありません．

しかし，現状は卒業後すぐの若手が担当する場合が多いと思われます．

職場の年齢層が満遍なく配置されていれば，諸先輩方に指導を仰ぎ，若手であっても一定レベルの医療を提供することは可能でしょうが，現実はそうもいきません．

できるだけ良質の医療サービスが受けられ，患者さんが退院後の人生設計を前向きに考えられるためにも，この書籍が回復期で大いに活かされることを期待しています．

また，こうした状況下に置かれたご本人や，それを支える看護・介護職，ご家族などにも読みこなせる程度まで平易な表現を心がけていますので，ぜひ手に取って活かしていただけたらと考えています．

2024年11月
リハビリスタジオ Will Labo
作業療法士　山田　稔

※中村隆一・斎藤　宏・長崎　浩：基礎運動学 第6版．医歯薬出版．2003

目 次

Prologue ··· 2

第1章 | 姿勢調整のメカニズム

1 「姿勢」とは何か ·· 8
2 姿勢制御と随意運動の制御機構 ································· 10
3 感覚から作られる「身体図式」と姿勢制御 ························ 12
4 随意運動のための姿勢保持と神経系システム ···················· 14
5 積極的な感覚情報から行われる姿勢調整 ························ 16
6 脳卒中後遺症による片麻痺者の姿勢制御 ························ 18

▶ Column

適切な姿勢緊張を維持するための情報—視覚と高低差への恐怖 ···· 20
肌理の変化と視覚情報 ·· 22

第2章 | 脳卒中後片麻痺者への介入のための基礎知識

1 行動分析① 寝返り ·· 26
2 行動分析② 座位姿勢 ·· 35

3	行動分析③　起き上がり	40
4	行動分析④　立ち上がり	50
5	行動分析⑤　歩行	57
6	麻痺上肢側への介入	74

▶ Column

動作分析の視点 ……………………………………………………… 34
片麻痺者の運動誤学習 ……………………………………………… 60
身体図式と内部モデル ……………………………………………… 82

第3章 │ 臨床 de ケーススタディ
日常生活に活かす脳卒中後片麻痺者への介入の考え方

1	麻痺側下肢が浮き上がる立ち上がりを姿勢調整から評価する	88
2	「とりあえず歩ける」以上に歩行効率を上げる	97
3	誤学習した歩行パターンを感覚を使って修正する	107
4	麻痺側肩関節の亜脱臼を注意機能を使って改善する	117
5	見失っている感覚情報を探して起き上がりやすくする	126
6	麻痺側上肢に注意を向け潜在能力を引き出す	134
7	前頭葉症状による介入困難をリフレーミングする	142

第 1 章

姿勢調整のメカニズム

筆者が療法士養成校を卒業後，すぐに疑問に思ったのは，
「(片側の) 上下肢が麻痺しているだけなのに，なぜ寝起きができなくなるのか？」
というものでした．

その頃は，「体幹機能」「姿勢調整」という言葉を
"知っているものの意味をなさない"状態だったと，今は理解できます．

「寝起き」「立ち座り」「歩行」などの問題を解決するためにも，
私たちの日常生活がどのように「姿勢調整」によって支えられているかを
この章では概観します．

1　「姿勢」とは何か

動作に伴う「身体の空間位置」

　私たちリハビリ職は，心身に障害を負われた方が，理学療法・作業療法・言語聴覚療法等によって，その基本動作や日常生活動作を再び獲得することを通して，日常生活・社会生活に戻ることを援助する職域です．

　ですから，生活や仕事のみならず，余暇やコミュニケーションなども含めた「日常の生活やそれに付随する運動・動作・行為」について熟知している必要があります．

　「運動・動作・行為（以下，動作）」を陰で支え，最もその行為らしさを表すのが，「姿勢」という現象です．

　姿勢は，一般的には，「いい姿勢でいると若く見える」「背中を丸めた猫背は悪い姿勢だ」などのように，あたかも意識的な随意運動の一部として認識されている傾向にあります．

　しかし，**実際の「姿勢」とは，決して意識的なものに限られません．むしろ，無意識レベルで起こる「身体の形」が「姿勢」であるといえます．**例えば，寝起き・立ち座り・歩行・トイレ動作などという「日常生活動作の瞬間を切りとった身体の形」を「姿勢」だと定義できます．

　また，「姿勢」は単に形を維持するだけでなく，さまざまな変化を許容し自動的で流れるような動作を出力するために，動作に先行して準備され，その後も調整される必要があります．

　ヒトは一瞬たりとも完全に止まっている状態でいることはありません．生きている身体には必ず，呼吸や心拍，血流という生命を維持する活動があり，その呼吸運動（横隔膜の収縮弛緩）や心臓の鼓動，血液循環を司る筋のポンプ作用などのリズミカルな動揺が伴います．

　このため，単純に生命活動を維持するだけのためにも，ヒトは動き続けている必要があります．**一定の姿勢を保持するだけでも，筋活動の変化による身体位置の変化，すなわち「姿勢の変化」が必要であることが理解できます．**

姿勢は目的的行為

　姿勢は，基本的には立位・座位・臥位の3つに集約されます．もちろん，「どのように立っているか」という見方で考えれば，無数の立位姿勢がありますし，座位・臥位も同様に，生活の中では，無数に姿勢のあり方が存在します．

　また，同じ生活行為でも，目的によりさまざまな姿勢で行うことがあります．例えば，「テレビを見る」のは「寝転がって」も「座って」も「立って」もできますよね（**図1-1**）．

　姿勢保持は原則，支持基底面という地面に接する身体部位の接触や，その接触の変化，接触が変化するための筋活動の変化によって，地面を介した重力という力の方向に依存して調整されます．

　スキージャンプの選手が空中で姿勢を保持したり，水泳選手が水中で姿勢を保持したりする直接地面には触れないで調整される特殊な場面もあります．これらの「活動」は一定の練習を積む必要があり，その姿勢保持は，スキー板や

図1-1 「テレビを見る」姿勢のバリエーション

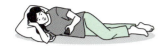

夕方，一息ついて横になり，ニュースを見る

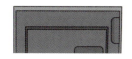

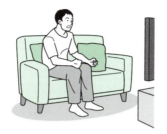

見逃したサッカーの試合を，ソファで楽しむ

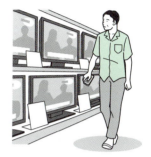

電器店でテレビを購入するために歩きながら吟味する

身体そのものを介した空気抵抗によって，あるいは水の抵抗によって起こる感覚を基準としていると考えられます．空気や水も地面や大気で覆われ一定の形を有していると考えれば，これら特殊な場合も「副次的に地面に接している状態」で，空中姿勢や水中姿勢を維持して記録を伸ばす，という目的を遂行します．

このように，1つの行為だけでもさまざまなバリエーションの姿勢保持があり，姿勢調整機能（姿勢制御）によって裏付けられています．私たちの生活は，「姿勢保持とその調整」によって支えられています．

「動作」は姿勢の連続した変化

随意運動（動こうと思って動く）は，筋肉を調整することで関節運動を起こす神経系の働きです．そのため，空間内での身体や目的・対象の位置・傾きに応じた，「身体位置の調整」が必要となります．

皆さんが「台所で食器を洗う真似をしてみて」とお願いされたらどうするでしょうか？おそらく，多くの人が，「以前自身が体験した，姿勢保持と手の随意運動」を表現して，「シンクに手を入れて，片手で皿や椀などを保持し，対象を洗剤のついたスポンジでこすり，汚れを落とす『ふり』」をするのではないでしょうか？

多くの場合，手つきだけを見ても「食器を洗っている」ようには見えません．そこに，「シンクに向かって立っている」「立ちながら手を前に出している」「顔が手元を見ている」という姿勢までが再現できてはじめて，「お皿を洗っているね」と理解されやすいと思われます．

つまり，「姿勢」とは，「動作」に伴って自然に出現する，空間における一定の位置での身体の保持であり，「動作」とはその「姿勢」の連続した変化だといえます．

2 姿勢制御と随意運動の制御機構

日常生活行為における姿勢調整と随意運動

動作には，2つの側面があります．

1つは，「姿勢調整」という側面．もう1つは，「随意運動」という側面です．この2つの側面が協調的に働くことで私たちの日常生活での動作は成立しています．

このことを，前述の「食器を洗う」場面で考えてみましょう．

まず，私たちが食器を洗う場合，「シンクに近づきその前に立つ」という，「移動と姿勢保持」から始めます（図1-2①～④）．

次に，「手をシンクに伸ばして蛇口をひねり，食器とスポンジを手に取る」という動作が生じます※．手をシンクの奥に伸ばす「リーチング」という動作は，重心の移動を伴います．つまり，シンクの前に立っている姿勢保持が変化するのです．（図1-2③～⑤）

肩から手先までの手（上肢）は，成人では3～4 kgの重さがあるといわれています．この重さを前方に振り出すのですから，姿勢は一定の位置を保持しているだけではバランスが崩れます．さらに，シンクは通常ある程度深く，食器はやや下の方に置いてあります．すると，手を前に振り出すだけでなく，下方に下げることも必要です．

しかし，「手」の長さは一定で伸び縮みはし

※実際には，移動と姿勢変化と手のリーチングは同時に起こる

ません．手の長さを変えずに食器に手が届くようにするために，「身体をかがめる」という姿勢調整をします．姿勢の変化は，末梢の位置の微調整にも必要なのです．

（食器を洗う姿勢制御のメカニズムは，表1-1の通り）

この随意運動に先行して行われる姿勢制御の機構を，先行随伴性姿勢調整（anticipatory postural adjustments：APA）といいます．

この先行随伴性姿勢調整は，さらに準備的先行性姿勢調整（pAPA's）や調整的先行性姿勢調整（aAPA's）に分かれ，また最近ではEPA・ASAなどのように，細かくその筋活動の部位や活動量の特徴が研究されています．

表1-1 随意運動に先行して行われる姿勢制御の機構

> 上肢の重さを支えながら
> 末梢の位置を調整する姿勢の変化
>
> ＋
>
> 姿勢の変化を起こすための
> 筋緊張の変化
>
>
>
> その結果生じる重心位置の変化を，
> 随意運動である「手を前に出す」
> よりも前に，
> あらかじめ筋活動の量として準備
>
>
>
> 姿勢制御信号が末梢の筋肉に投射
>
>
>
> バランスの崩れを防ぐ

図1-2 「食器を洗う」随意運動での姿勢制御

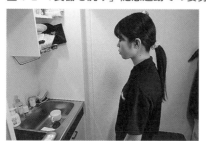

①シンクの前に立ち食器を見る

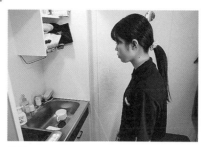

②蛇口をひねるため，ややシンクに近づく

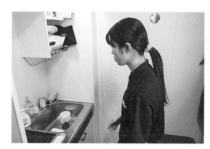

③手がリーチを始める．同時に身体がややかがむ

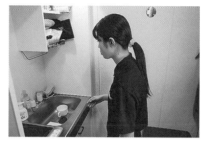

④シンクに近づく「移動」と，奥の空間へ手をリーチさせるために身体をかがめる行為が同時に起こる

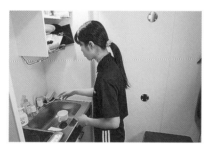

⑤さらに手が前方に伸びる．前方へ体重が移動する

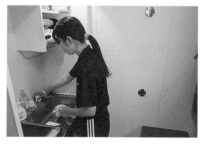

⑥水を出すため，蛇口のハンドルに手をかける．手は右にひねるために位置を修正している

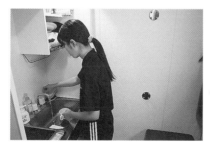

⑦蛇口のハンドルをひねるため，手に力を入れていることが身体の前傾姿勢から読み取れる．同時に，反対側の手が食器に向かって伸びようとしている

（参考文献）
Massion. J：Movement, posture and equilibrium；interaction and coordination. *Prog Neurobiol* 38：35-56. 1992
東 隆史：先行随伴性姿勢調整の基礎的研究について．四天王寺国際仏教大学紀要．44：357-359. 2007

3 感覚から作られる「身体図式」と姿勢制御

姿勢制御に必要な感覚

姿勢制御には，視覚・前庭感覚・体性感覚・重力覚（内臓にあるとされる，重力のかかり方を認識する感覚[※1]）の4つの感覚が重要であるといわれます．

これらの感覚が，視床を介し頭頂葉という脳の部位で統合されると，「今現在，身体が空間の中でどのような状態にあるか」という「身体図式」の認識が生じます（図1-3）．

ヘッドとホルムズは，「意識下で働くのが身体図式で，それが意識化されたものが身体イメージである」[1]といっていますが，宮本はそこに反論しています[2]．いまだ定説としては「意識できない」かどうかの判断はできません．

ただ，身体図式は意識には上らないとされていますが，小脳に保存されている内部モデル[※2]と照合され，随意運動が実行されるための参照情報になっています．

ヒトの運動・行動は，フィードバック（運動の結果返ってくる感覚によって運動を修正するメカニズム）と，フィードフォワード（運動に先立ってあらかじめ準備した運動を実行するメカニズム）によって制御されます（図1-3）．成人ではほぼすべての動作がフィードフォワードによって制御されているといってもよいでしょう．このメカニズムがあるから，ヒトは「動こうと思ったとたん，正確な運動を出力できる」のです．

しかし，随意運動の実行に先立ち，上述の4つの感覚によって生成された身体図式がないと，筋活動はどの程度，どの方向にどのような関節角度で「手をシンクに伸ばし皿を洗うか」という，随意性の先行した調整がフィードフォワードで発揮できない状態になります．

療法士の専門職の教育課程では，姿勢反射・立ち直り反応・平衡反応など，反射レベルでの姿勢制御を勉強しました．

これらはもちろん，ヒトの運動行動を支える基盤です．しかし，ヒトは成長し身体の大きさ，学習した動きのバリエーションや生活環境やケガや病気など，個人個人その経験がまったく異なります．DNAレベルで引き継がれる「反射」は，バランス保持の基礎にはなりますが，それだけで生活すべての姿勢制御をまかなえるわけではありません．

生後，ヒトはさまざまな環境の中で，「自分の身体の制御方法」を学習します．学習した結果が今現在の「身体能力」だとすれば，姿勢制御における反射は，まさに倒れようとする瞬間などの「危険な場面」には発揮されても，普段の日常生活ではほぼ使っていないと理解できます．

姿勢制御の神経的メカニズム

姿勢制御のメカニズムについて，もう少し詳細に見ていきましょう．

図1-2の動作開始前（①）には，表1-2左の

[※1] 重力のかかり方を検知する感覚受容器は現在まで特定されていない
[※2] 外部環境でこれから起こることの予測を，経験をもとにして蓄積しているとされる運動指令と身体の動きの関係を対応づけるモデル

図 1-3 身体図式の生成とフィードバック・フィードフォワード

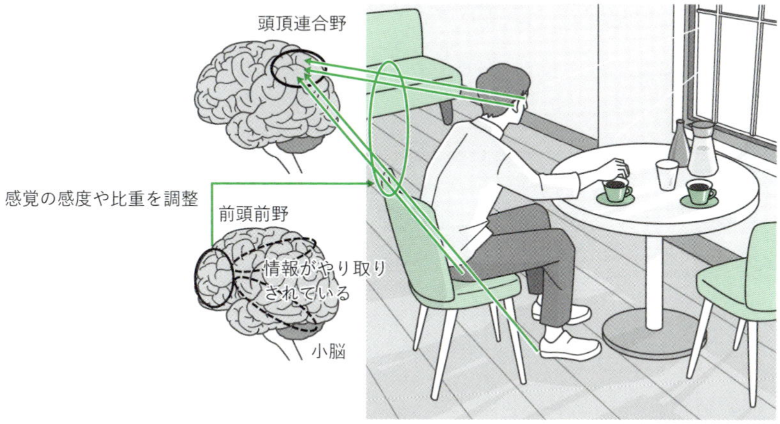

頭頂連合野
感覚の感度や比重を調整
前頭前野
情報がやり取りされている
小脳

窓枠の格子や床面の板の継ぎ目，テーブル上の食器の位置などは，空間座標を決める手助けになる視覚的感覚情報となる

頭頂連合野で統合される各種感覚情報
・足底・臀部の接触とその変化（＝体性感覚）と筋活動の変化による固有受容感覚
・床面・テーブル面・側面構造という視覚的指標
・カップに手を伸ばす際の頭部の移動＝前庭感覚
・腹圧の変化による重力感覚（※この感覚はまだ仮説）

2つの脳活動
①各種感覚情報が頭頂連合野で統合され身体図式（自分の身体・手足の空間座標上の位置）を生成
②身体図式による「空間座標系の身体位置」を参照して，前頭前野で「カップに手を伸ばしている自分の状態」をシミュレートし予測する（予測した内容が筋活動として出力される）＝**フィードフォワード**
その予測に合致した「行為が達成できたか」を各種感覚情報と比較する小脳の働き＝**フィードバック**

表 1-2 動作開始前の感覚情報と準備

感覚情報	無意識レベルの準備
・シンクとお皿を見て自分との位置関係や距離を見る（視覚） ・頭部の動き（前庭感覚） ・足底の床反力情報（固有受容感覚） ・自身の体重が主にどこに加わっているか（重力受容器）	・手を伸ばすための重心移動・足底面での体重位置の変化 ・それに伴う身体バランスの変化を身体で受け止める ・手を軽く出すための全身の筋活動パターンを備える

ような感覚情報をもとにして，シンクの前に立っています．また，それぞれ，動作開始のほんの少し前に，無意識下で**表 1-2**右のような準備をしています．

いよいよ，「手をシンクに伸ばし皿を洗う」という行為が出力されると，今度は動作の順序に従ってその身体位置や重心の移動，バランスを支えるアライメントと筋活動が変化します．

このようなメカニズムで，姿勢制御と運動制御（手の随意性）が活動しています．

姿勢を単に保持しているだけの時にも私たちは常に動き続けている，という事実は，重心動揺計などの計測からわかっています[3]．これは，**「私たちは姿勢を保持するために感覚の変化を必要としている」**という事実にほかなりません．

1) Head HH, Sensory G：disturbances from cerebral lesions. *Brain*, 34：102-245, 1911
2) 一般社団法人認知神経リハビリテーション学会：会長からのメッセージ No.71 身体図式は"自動車のハンドルのようなもの"である－深部感覚検査と運動イメージをめぐって．一般社団法人認知神経リハビリテーション学会ウェブサイト（https://jsncr.jp/message/m71.html）．Ⅲ 身体イメージ
3) 斯 琴 他：立位姿勢時の身体動揺制御および視覚の影響について．体力科学．55：460-476, 2006

4　随意運動のための姿勢保持と神経系システム

姿勢・運動制御の基本的枠組み

　姿勢制御メカニズムは，どのような神経機構によって保証されているのでしょう．

　図 1-4 は，姿勢・運動制御の基本的枠組みを表現しています[1]．

　姿勢・運動制御は，視覚・前庭感覚・体性感覚によって調整されます．**各階層から入力された感覚情報は，最終的に大脳皮質で統合され，身体図式などの内部モデルとして随意運動の実行とそれに伴う姿勢調整に利用されます．**

　一般的な私たちの理解では，「カップに手を伸ばしてコーヒーを飲む」などのいわゆる随意運動は，一次運動野から末梢の筋肉に指令が出力されて動作が起こると考えられています．しかし，その随意運動をよく観察すれば，「カップを持つ手は空間で保持されている」ことに気づきます．

　手が勝手に空間に浮いているはずはないので，この手は「身体のどこかで間接的に地面と接している」と考えられます．この地面に接して手の位置を一定に保つ，あるいは口元に運ぶ作用が「姿勢制御」です．

姿勢保持筋の筋活動を調整する脳内情報のループ

　手部の位置は絶えず変化します．しかし，カップを持つ手がテーブルから口元に運ばれる際にも，肩甲骨を支える胸郭は一定の位置を保っています（図 1-5）．この手部が口元に動く際には肩甲骨周囲の筋活動も変化しているは

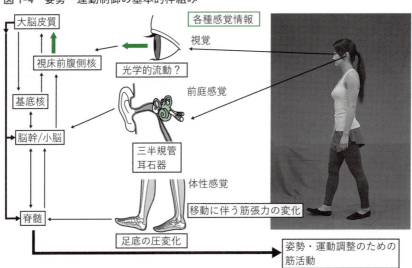

図 1-4　姿勢・運動制御の基本的枠組み

【出典】森岡 周：姿勢制御に必要な脳領域と感覚　リハビリテーションのための神経生物学入門，協同医書出版社，2013，p139 図 5.2

図1-5 随意性の前に姿勢制御が働く

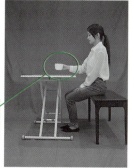
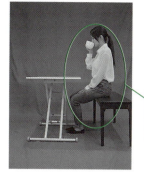

随意的な意識でコントロールする手の位置

手の随意的な関節運動を実行できるように姿勢を調整して支えている．

図1-6 姿勢保持筋の筋活動を調整する脳内情報ループ

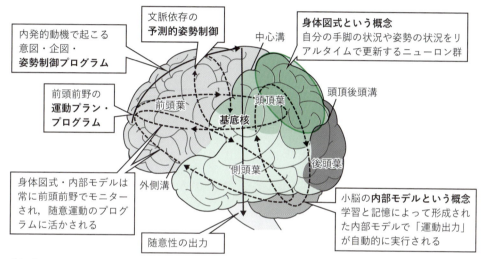

前頭前野にすべての情報が集まり，現在の内外環境の状況をモニターし，目の前の課題に「どのような運動を出力するか」判断している

ずです（肩甲上腕リズム）．一見，胸郭に変化が見えなくても，筋活動レベルでは変化を認めます．

このように，「随意的な運動」に伴い，あるいは呼吸や心拍，血流など生命維持のレベルでも，姿勢保持筋の筋活動は常に変化していると考えられます．その脳活動は，単純な一方向の脳内電気信号の流れではなく，常にグルグルと回り続ける「ループ活動」だといわれています（図1-6）．

入力された感覚情報群と，その感覚情報の加工と，運動への翻訳というように，情報としての信号が脳の部位間を間断なくループしているからこそ，私たちは動こうと思った瞬間に動くことができると考えられます．

1) 高草木 薫：大脳基底核による運動の制御．臨床神経学．49(6)：325-334, 2009
（参考文献）
冨田昌夫 他：臨床動作分析―PT／OTの実践に役立つ理論と技術．三輪書店．2018
森岡 周：リハビリテーションのための神経生物学入門．協同医書出版社．2018, p139

5 | 積極的な感覚情報から行われる姿勢調整

姿勢調整の「文脈依存的選択性」

姿勢調整や運動調整は，外界の環境状況，個別の身体要因，目の前で達成されるべき課題によって変化します（図1-7）．

図1-7の「姿勢制御」は，「運動制御」にも「バランス」にも置き換えられる，ヒトの動作を支える土台です．

「姿勢制御」は，身体性とその身体性を構築しているDNAや成育歴・教育歴・生活背景・目の前の解決したい課題や置かれている環境によっても変化します．

この「環境」とは，外部・内部の環境を指します．つまり，外にある建物や地面の形状・質などだけではなく，自身の内部（気分や体調，疼痛や動きにくさなど）にも影響を受けるということを意味します．

「個体（個人要因）」は，読者の皆さん自身をイメージしても，担当の「片麻痺患者（利用者）さん」をイメージしてもよいでしょう．その個体がシンクで食器を洗っていると想像してみて下さい．通常シンクがあるのは台所で，さまざまな食器や調理器具，家電製品などが多く置かれ手狭で，足元にはマットが敷かれていることもあります．つまり，この場合の姿勢調整や運動調整を考えるということは，「ある個体が，狭い台所のシンクに手を伸ばしてお皿を洗う時の状態」を考えるということになります．

このように，**「姿勢制御」も「運動制御」も，**「文脈依存性に出現する，その時限りの形や動き，筋活動のパターンである」といえます．

能動的に得られる「感覚情報」

図1-3，図1-4の「各種感覚情報」という表現は，目で見るという行為で得られる「視覚情報」，半規管や耳石の動きで得られる「回転・水平加速度情報」，筋紡錘・腱紡錘・ゴルジ腱器官などの変化で起こる「固有受容感覚情報」という，姿勢・運動調整に必要な感覚情報の入力を表します．

感覚に関して，理学療法士や作業療法士は，「評価の一環としての体性感覚」「健常側を10とした時麻痺側ではどの程度か」「触覚・圧覚・温度覚は別々に測られる」などの経験則から，あたかも感覚が勝手に生体に入力されているという理解をしているのではないでしょうか．

確かに，皮膚の機械受容器や頭部の外受容器は受動的な側面もあるかもしれません．しかし，日常生活動作に役立つ感覚は，もっと積極的な探索活動を通して知覚され，他感覚と統合されて運動や姿勢に翻訳されています．

岩村は，「受け身の被検者の皮膚では触，圧，温度受容器などを個別に刺激することも可能であるが，これは日常生活では起こらないこと，能動的に触れることで我々自身でなく，外界を知覚する」というKatz. D（ゲシュタルト心理学で著明なドイツの心理学者）の言葉を紹介しています[1]．つまり，「感覚は積極的に能動的に探索されて気づくものである」といえます．

図 1-7　姿勢制御に影響する要因

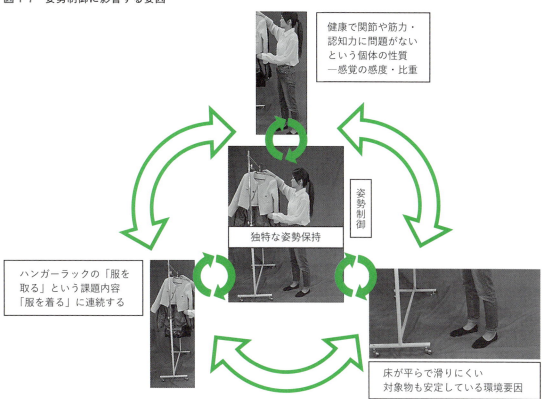

動作の瞬間に出現する独特な姿勢保持は，課題や環境要因，個人要因に影響を受けながら適応的に作られ，各要素はそれぞれに影響しあう

　また，感覚の感度の調整には，前頭前野が関与します．その時の状況や心理状態に影響されて，感覚の感じやすさや感じ方は変化するということです．
　さらに，今，この瞬間に自身の身体が空間のどこにあり，どのような状態かを脳に再現する「身体図式」は，「意識に上らない固有受容感覚」や「視覚・前庭感覚」の統合の結果生成されます．
　このため，**感覚が入力されるためには，感覚の積極的な変化**，つまり，「動き」が必要だと理解できます．

1）岩村吉晃：タッチ（神経心理学コレクション）．医学書院．2001，p17
　（参考文献）
Shumway-Cook. AA, Woollacott. MH 著，田中 繁 他 監訳：モーターコントロール運動制御の理論と臨床応用．医歯薬出版株式会社．2004

6 | 脳卒中後遺症による片麻痺者の姿勢制御

初期の片麻痺者はパニックに近い状態

では，脳卒中の後遺症による片麻痺者の姿勢制御については，どうでしょうか？

まず，脳卒中発症初期の状態を考えてみましょう．

脳血管疾患を発症すると，半身に麻痺が起こります．すると，「動かない自分の身体」を自覚する前に，身体図式では「麻痺側は動かない＝無い」ものとして再現されるはずです．

意識ははっきりしていて非麻痺側の機能が残っていたとしても，麻痺側半身は，動的に動作に付き合ってくれないので，今までとは全く質の違う内容になってしまいます．そのため，どう動いていいかわからず，力づくで動くことはできるものの気楽ではないという，動けない・動きづらい自分の身体を「意識する」ことになります．

このような，「つい先ほど（先日）まで何も問題なく，意識せず動けていたのに，突然動けなくなった」という経験は，少なからずパニックに近い状態を呈すると，私は考えます．

脳血管疾患発症後，脳は浮腫や炎症，脳ショックといわれる一過性の機能不全に加え，心理的側面でパニック状態になった患者は，脳機能の低下とともに，見当識障害や失語・半側視空間無視のような高次脳機能の低下を呈し，ほぼすべての患者が当該状態に陥ると考えておく必要があると思われます．

ここまで見てきたように，脳卒中片麻痺者の運動障害は，「姿勢調整」というメカニズムと，「麻痺側上下肢の随意運動」「心理的パニックを背景とした前頭前野の機能低下」を併発すると考えるのが適切でしょう．

片麻痺者の姿勢制御は生きている

脳機能としての姿勢制御機能（網様体脊髄路）は両側活動です．

図1-7では，点線で皮質脊髄路を実線で網様体脊髄路を表しています．この「皮質脊髄路」の損傷がいわゆる「運動麻痺」として確認されますが，そのうちの5～10％が前皮質脊髄路として同側の体幹・上下肢近位筋に投射しています．

それに対し，一次運動野の前で「先行的な神経活動」として活動する補足運動野・運動前野からの投射は，脳幹を経て網様体脊髄路として「脊髄全長にわたり，両側の脊髄灰白質に軸索側枝を送り，体幹と両上下肢近位筋の協調的な運動や姿勢を制御する」と，高草木は述べています[1]．

つまり，損傷した脳とは反対の脳からも，麻痺側身体の姿勢制御信号は投射されているということです（図1-8）．

こう考えると，「麻痺側の姿勢制御は生きている」といっても構わないのかもしれません．

しかし，「左右の半球は相互に抑制関係にある」（半球間抑制）ことが知られています[2]．

この事実は，「損傷側の脳全体の過剰抑制」が生じる可能性を示唆しています．すると，「非損傷側脳では過剰興奮」が起こり，結果的

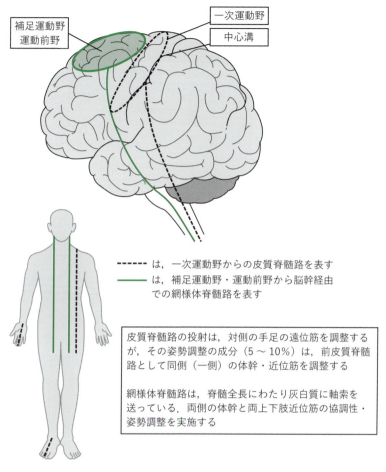

図1-8　網様体脊髄路の投射は両側体幹や上下肢近位筋を調整する

------ は，一次運動野からの皮質脊髄路を表す
── は，補足運動野・運動前野から脳幹経由での網様体脊髄路を表す

皮質脊髄路の投射は，対側の手足の遠位筋を調整するが，その姿勢調整の成分（5〜10％）は，前皮質脊髄路として同側（一側）の体幹・近位筋を調整する

網様体脊髄路は，脊髄全長にわたり灰白質に軸索を送っている．両側の体幹と両上下肢近位筋の協調性・姿勢調整を実施する

一般的に麻痺は一次運動野からの出力の障害と理解されるが，一次運動野からの姿勢調整（体幹機能への影響）は，同側に下降している．つまり，非麻痺側体幹が何かしら問題を抱えている可能性も考慮する必要がある．同時に，網様体脊髄路は両側支配であることを考えると，麻痺側体幹機能は再び使えるようになる可能性が高いことを伺わせる

に麻痺側身体の姿勢・運動制御とともに，非麻痺側身体の姿勢制御にも何かしらの制御不能が起こる可能性があります．

脳活動は，「至適トーヌスの維持」がなされてはじめて機能的な適応や適切な反応が期待できるとされています[3]．

この理論はTMS治療（経頭蓋磁気刺激治療）に活かされ，非損傷側脳の過剰興奮を減弱することで損傷側脳の興奮性を高めることを目指します．

ここからも理解できるように，**左右の脳活動の適切な活動量の維持は，脳卒中片麻痺者の日常生活動作の発現に影響する**のです．

1) 高草木 薫：大脳基底核による運動の制御．臨床神経学．**49**（6）：p326，2009
2) Asanuma & Okuda：Effects of transcallosal volleys on pyramidal tract cell activity of cat. *J Neurophysiol*, **25**：198-208, 1962
3) Luria：神経心理学の基礎─脳の働き．創造出版，1978

Column 適切な姿勢緊張を維持するための情報—視覚と高低差への恐怖

●感覚情報の不足による影響

筆者の経験したケースで,以下のような方々がいました.
❶ 座位に起こしても,すぐに横になってしまう
❷ 車いすのバックレストに身体を強く押し当てているので,トランスファー介助が困難
❸ 立ち上がるたびに強く療法士にしがみつき,「怖い」を連発

このような方々は,どのような「感覚情報」を見失っているのでしょう.

通常,ビルの屋上の縁に立って下をのぞくと,「吸い込まれそうな感覚」を覚え,恐怖を感じます.これは,「地面が遠すぎて,肌理(きめ)の変化が視覚情報にならないから」と理解されています(図1-9).(肌理の変化,視覚情報については次のColumnで解説)

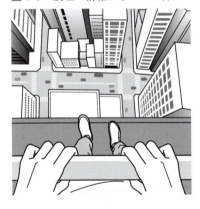

図1-9 肌理の情報がないので怖い

この恐怖感覚から通常の姿勢緊張の調整が難しくなり,以下のような反応が生じるであろうことは,私たちの体感でも予測できます.
① 下が見えなくなるように地面に伏せる
② 落ちないように背面筋群の緊張を高めて反り返る
③ 身近にあるものにしがみついて自身を守る

これらは,上記❶〜❸の反応ととても似ています.つまり,姿勢緊張が調整できず「横になる」「バックレストに身体を押し付ける」「療法士にしがみつく」といった現象は,「転落の恐怖を感じているから」ではないかと想像できます.

私たちは,通常であれば自分の足が地面に着き足底面に荷重し立っています.この時,足底面では身体の動揺による圧や部位の変化を体性感覚で,その動揺に対しバランスを維持する下腿三頭筋や前脛骨筋の筋活動の変化,動揺による頭部の位置変化で起こる視覚情報の変化を基に,「自分は安定して立っている」と認識します.

ビルの屋上の縁に立っているような状況では,頭部の位置変化による視覚情報の変化が「ビルの下の道路が遠すぎる」ので,肌理の変化(視覚情報)となりづらいと考えられます.

体性感覚や固有受容感覚では「立っている」ことがわかっても,「高低差による視覚情報の混乱」が安定した感覚を提供してくれなくなると理解できます.

前述の①〜③の症例のように，姿勢がうまく保てない方々は脳機能が十分回復していないため，脳内での感覚処理がうまくできません．そのため，ベッドの端や車いすに座らされると，まるでビルの屋上に座っているかのような高低差への過剰反応が生じ，「前に落ちていきそうで怖い」と感じていると想像できます．各種感覚情報に頼るのではなく，視覚情報にだけ頼って何とか動作を遂行しようとしている状況だと理解しています．

●感覚不足への対策例

過剰な反応が上述の理由だとすると，以下のような対策が思いつくでしょう．
・視覚情報処理の精度を高める
・視覚情報以外の感覚に気づく
・足裏の固有受容感覚に依存できる

実際，❶の「すぐに横になってしまう」方には，「広いテーブルを前に置く」ことで，高低差という視覚刺激を強調（目の近くにテーブルがあればテーブル面の肌理が情報となる）することで，座る姿勢を保持できるようになりました．
❷の「バックレストに身体を押し付けていた」方は，「目の前の楽しそうなアクティビティーに一緒に取り組む」ことで，トランスファー介助量が減弱しました．
❸の「療法士にしがみついて怖いと連発していた」方は，寝返り→起き上がり→座位→立ち上がりを一連の流れとして「固有受容感覚」に注意しながら介入した結果，立ち上がる際の「怖さ」を訴えなくなりました．

このように，適切な姿勢緊張を維持して活動が遂行できるようになるために，感覚・知覚・認知の側面にも介入する必要があります．

Column 肌理の変化と視覚情報

●運動を制御する視覚情報は「光の束」

アメリカの心理学者，ギブソン．JJ は，長年の研究の結果，「ヒトの目に映る客観的視覚像（網膜像）ではなく，光学的流動（光の流れ）が，外界環境の情報となりヒトの移動や運動を制御している」と説明します[1]．

図 1-10　像は光の反射の入力で，光の陰影で形を理解する

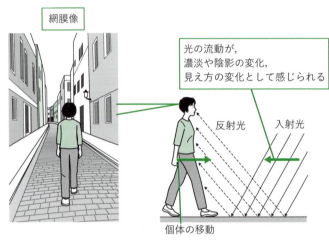

図 1-10 左は，女性が石畳の街中を歩いている様子です．

通常の理解では，「歩いている女性の網膜に街の様子がカメラで撮影したように映っている」と理解されます．

しかしギブソンは，右のイラストのように女性の目には「光の反射」が入力されていると考えました．

通常，光（太陽光）は頭上から降り注ぎます．その光はものにあたって反射します．足元が「石畳」だと理解できるのは，「その光の陰影が形をもつ」からだとギブソンは説きます．そして，その光の陰影が女性の歩行（移動）に伴って，あたかも後方に流れるように変化する（見え方が変わる）というのです．

図 1-11　近づく感覚は「対象物の拡大」

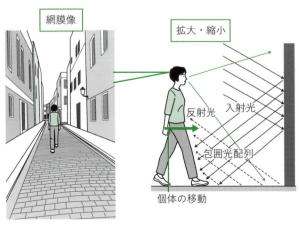

また，図 1-11 は，女性が図 1-10 から数メートル進んだところを表しています．

女性の網膜像には，前方の建物が近づいたように見えるはずです．

この近づく感覚を，ギブソンは「拡大・縮小」と意味づけました．

女性を覆っている光の束は，壁からの反射も含んでい

ます．これらの光の束が正面から来ると考えた場合，その光は放射上に後方に広がります．

このように，放射線状に自分の後方に向かって広がる光線は「対象物の拡大」を，逆に中心に向かって収束する光線は「対象物の縮小」を感じさせるというわけです．

図 1-12　光の情報が移動を引き起こす

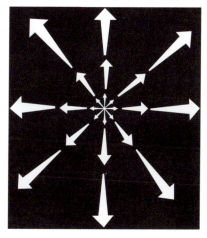

この拡大と縮小という光の束は，「自分が動いている」という自覚を前提に，対象物への接近あるいは遠ざかる移動をアフォード※しているとギブソンはいいます．つまり，矢印が「地面や景色」そのものでなく，そこからの反射（包囲光配列）によって視覚に入力される「光という情報」だというのがギブソンの理論です（**図 1-12**）．

●光反射による「肌理」が動きを制御する

さらに，「外界環境は，複雑に入り組んだ包囲光配列を基礎とする光の反射による，肌理（地面の起伏や建物で隠された面積）のパターンによって知覚される．この知覚がヒトの動きを制御する」ことができるとギブソンはいいます．

地面などには，「肌理」という特徴があります．「地面の凹凸」「建物の壁」「土／芝生の素材」などの質感の違いがあります．目からの視覚情報は，地面の反射光から得られる肌理の変化を頼りにしています．

この「肌理の変化」が光の乱反射によって起こり，その光情報が私たちの姿勢保持や移動に関与する感覚情報だというギブソンの仮説のもと，事例として車いすのバックレストに身体を押し付け，介助者に自分の身体の重さを任せられず，介助が困難な片麻痺者を想定し考察してみましょう．

何気なくベンチに座って雑誌をめくる女性は，前庭感覚と視覚と体性感覚情報を基に姿勢を保持しています（**図 1-13**）．

もし，この女性の座っている場所がビルの屋上で，地面がはるか下だとしたら，地面からの反射光による肌理の変化がわかりづらく，感覚情報として頼りにできません．とても安心して座り続けることはできないでしょう．

これと同様に，車いすのバックレストに身体を押し付けて介助されるのを拒んでいるように見える脳卒中後遺症のある方は，車いすの下の情報がないので，まるでビルの屋上にでも座っているような感覚を得ているのかもしれません（**図 1-14 左**）．

※環境要因が運動を引き落とすこと

優し気に声をかける目の前の療法士は，まるで自分をビルの屋上から引きずり降ろそうとしているようにも感じられ，とても身体を預ける気にはなれないでしょう．

図1-13　座っているのがビルの屋上なら……

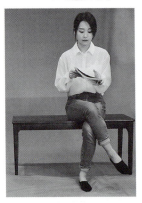

このように落ちついて本が読めるだろうか

図1-14　車いすの下の情報がなかったら……

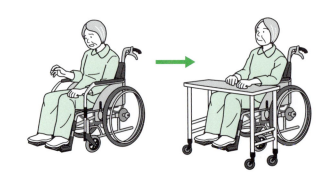

ビルの屋上に座っているかのような感覚になっているかもしれない

肌理の情報が感じられるものを置いてみると，安心できる可能性がある

　視覚情報を増やすには，肌理の変化を感じられる高さまで地面が上がってくればいいはずです．そのため，目の前にテーブルなどを置いてみましょう．すると，対象者の視覚で，テーブル面で反射した光学的流動が肌理の変化を感じ取りやすくしてくれる可能性があります（**図1-14右**）．

　そのために，肌理の変化に伴ってアフォードしてくれるもの，例えば「好きな食べ物」などが使えるかもしれません．つまり，トランスファーでの協力動作を引き出す治療介入が，食事場面で行えるかもしれないのです．

1）ギブソン,JJ：ギブソン生態学的視覚論　〜ヒトの知覚世界を探る〜．サイエンス社．1986

第2章

脳卒中後片麻痺者への介入のための基礎知識

脳卒中後遺症である「片麻痺」という身体状況では，
「随意性という運動制御」と「自動的に調整される姿勢制御」の両側面で
動きづらさを感じていると理解できます．

家庭内で実施される「日常生活動作」という「目的動作」と
リハビリ室で練習されている動作が，かけ離れていることがあります．

この章では，その乖離が起きないように，
脳卒中後片麻痺者の起居，立ち座り，歩行など，基本動作についてみていきます．
健常者と片麻痺者の動作では何がどのように違うのか．
日常生活動作の自立を促すにはどのような視点をもち
どのような側面に注意して動作指導をするか
目的にむかうリハビリの基礎となる知識です．

1 行動分析① 寝返り

日常生活の「寝返る」と教科書的「寝返り」の乖離

　「寝返る」という動作は，片麻痺の方のADL指導の教科書には「麻痺手を非麻痺側手で持って身体に引き寄せ，麻痺足を非麻痺足ですくい取って寝返る方向に持ち上げ，背骨を側屈させるように力を込めると，身体がねじれて横を向く」と書かれています．
　この「努力して何とか横向きになる」という動作指導の内容は，次の起き上がりに連続する動作として，「非麻痺手で支持して起き上がる」を前提としています．

　教科書的には，寝返りは起き上がりの準備としてしか認識されていません．ところが，日常生活での「寝返る」という動作は，布団の中で寝ている位置を変えず，掛け布団が身体からずり落ちないように回転して身体の向きを変えたり，寝苦しいので体勢を大きく変えたい場合にも実行します．
　つまり，日常生活の「寝返る」は，様々な目的によってその動作自体が変わるのです．
　このように理解すれば，画一的・教科書的な「医療的リハ現場で練習する寝返り動作」が，意外と応用の利かない動作であることがわかります．
　私たちの日常生活の中での「寝返る」という動作と，リハビリの現場で指導されている「寝返り」という動作の乖離のようなことは，他のすべての基本動作にも見てとれます．

　本来私たちは，日常生活での動作にことさら注目していません．「起きよう」「立とう」と思えば，身体が勝手に動きます．寝返り動作などは，眠っていて意識のない状態でも身体が勝手に反応して，目が覚めると寝たときとは違う姿勢でいることに気づくものです．

　片麻痺者のADLは体幹機能との相関関係があることが示されています[1]が，そのことはあまり周知されていません．その意識がないのに「できない動作を繰り返し練習し，できるようにする」という視点でリハビリをしているので，「リハビリ室の硬い治療台の上ではできるのに，病棟・自宅のマットレス付きベッド上ではできない」といった事態を招いています．
　体幹機能の獲得のような，寝返り以外の広範なADLに反映するための「手段となる基本動作の練習」と，日常生活動作の自立という目的を達成するための「具体的な動作の練習」とにしっかりと分けて認識し，リハビリを構成・実施する必要があるのです．
　この意味で，医療的リハビリで実行する「寝返り」の動作練習も，一律的に意味のないことではありません．「脳卒中患者の自動的な姿勢制御を再獲得する」という意味では，やはり動作練習には意味があります．

> **Point** 画一的な動作練習を盲目的に行うのではなく，「手段となる基本動作の練習」と，日常生活動作の自立に向けた「具体的な動作の練習」とに分けてリハビリを構成・実施する必要がある

「寝返り」動作の正常要素

まず，片麻痺がない場合の一般的な寝返り動作について，その要素を見てみましょう．

寝返り動作は，文字通り，「一方向に向いて横になっている身体を，別の方向に向ける」動作です．例えば，背臥位から腹臥位になる途中の側臥位で，安定して姿勢保持できることも重要です．

背臥位から側臥位になる動作の正常な要素は，図2-1のようになります．

図 2-1 寝返り動作の正常要素
布団をかけている状態が写真左．布団の下は写真右のような姿勢になっている

①
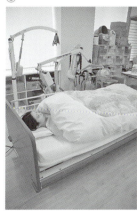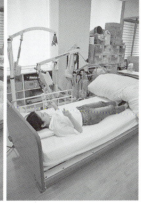

右対称性を保ち，最低限の筋活動で体幹と頭頸部・四肢が連結している背臥位姿勢をとっている（下位項目：体幹・四肢の筋緊張がある程度保たれ，固有受容感覚によって支持基底面との関係が確保されている）

②
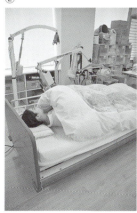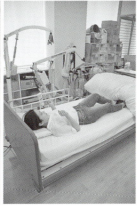

うなずく動作を実行する頭長筋・頭直筋が働くと同時に後頭下筋群が緩み，顎を引く動作が起こる
⇒腹直筋のスイッチが入り，コアマッスルが使えるようになる

③

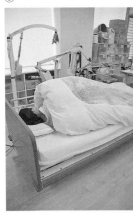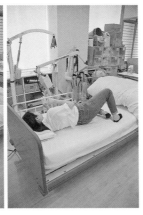

頭頸部・肩甲帯が屈曲し寝返る方向へ胸椎の回旋が起こると，連鎖的に脊柱が回旋を起こし，上半身が転がる
（下位項目：単なる筋力ではなく，固有受容感覚的な支持基底面の探索と身体運動がマッチする）

④

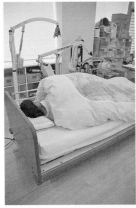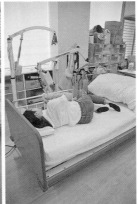

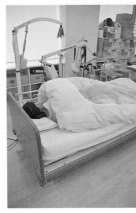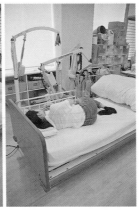

外腹斜筋・内腹斜筋の作用で胸郭と骨盤がつながっていると，③から下肢の屈曲が起こり，身体全体が転がる

片麻痺者の「寝返り」動作の困難性

　片麻痺の方はよく,「麻痺側半身が,まるで水の中に浸かっているように重い」といわれます.これは,「左半身(麻痺側半身)がまるで水に浸っているようにひんやりとして,その上服が水を含んで重くなるように,身体の動きが重たい」ということと理解しています.

　対称姿勢の保持と,適度な筋活動での連結※が準備されていないと,麻痺側の身体はとても重く感じそうです.

　このため,それまで何気なくできていた「寝返り」動作も,つい力ずくで実行してしまいがちです.次ページの図2-2は,そのような力ずくでの寝返りの様子の一例です.一見するとできているように見えますが,正常の寝返りと比較すると,まるで違う動作に見えます.

※動作に伴って連続して身体各部位が変化し,動作が完結するためのつながり

図 2-2 力ずくの寝返り動作
●左片麻痺者の寝返り例

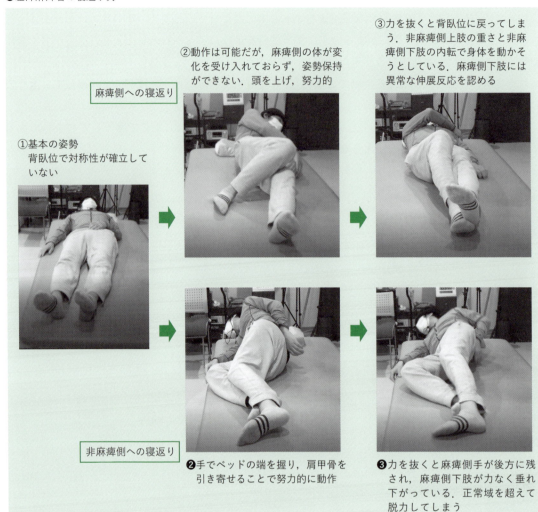

表 2-1 図 2-2 ①の背臥位姿勢のアラインメント

部位	観察内容	アラインメント
頭部	枕に押し付けているように見える	頸椎は過伸展している
肩甲骨の高さ	左肩甲骨が挙上位でベッド面に落ちているように見える	胸椎の右捻転と右下部肋骨付近で屈曲している
骨盤	右に捻転し左側へ押し出されている	腰椎が左凸で屈曲しさらに右回旋している
股関節	右股関節の固定と左股関節周囲期の病的低緊張を認める	右股関節は臀筋の過剰収縮で固定され骨盤が右に捻転する力元となっている しかし，左下肢の重さが骨盤を地面に押し付けているため接地しているように見える
下肢・足部	下肢全体が右に寄っており，左腓骨筋あたりで身体が滑らないよう留めているように見える	脊柱は，左凸の右側屈を呈し，右回旋している

●健常者の寝返り例

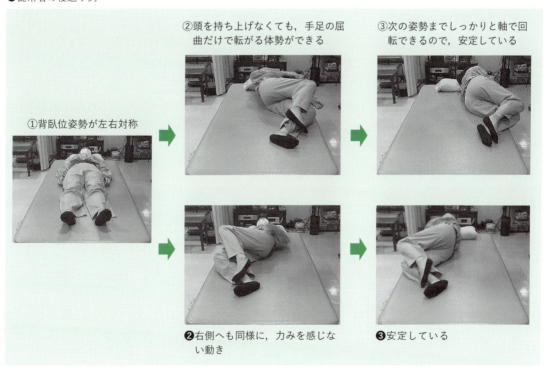

①背臥位姿勢が左右対称
②頭を持ち上げなくても，手足の屈曲だけで転がる体勢ができる
③次の姿勢までしっかりと軸で回転できるので，安定している
❷右側へも同様に，力みを感じない動き
❸安定している

図 2-2 の症例がなぜこのような動作を選択したのか，次のページで具体的に分析してみましょう．

▶左側臥位への寝返りの分析（図2-2②③）

i 左側への寝返り
そもそも背臥位姿勢が非対称なので，「軸を中心とした転がる運動」が起こらず，力ずくで動こうとしています．

ii 骨盤帯と胸郭が一体化しない
健常者では，左に転がるつもりで動けば胸郭と骨盤は一塊となり，軸での回転運動が起こりますが（健常者③），片麻痺者では，非対称性と筋活動のアンバランス（背面の筋活動が強い）ため，胸郭と骨盤を動かすのに，コアマッスルではなく，過剰な腹直筋の活動を使って動こうとしてしまいます．その結果，胸鎖乳突筋などの頸部屈筋を多用することとなり，うなずく動作につながりません．

iii 下肢の反応
正常動作では，下肢の屈曲によって，胸郭と骨盤を近づけるような動作が観察されます（健常者②③）が，片麻痺者では麻痺側下肢の屈曲が起こせません．非麻痺側下肢は床を強く押すことに使われ，曲げてはいても腰椎の屈曲につながらないので，胸郭と骨盤は近づきません．

▶右側臥位への寝返りの分析（図2-2❷❸）

i 非麻痺側肩甲帯の過剰使用
右手でベッドのふちをつかみ，手で引く力と右肩甲骨を内転・後退させる力で上半身をひねっている様子がうかがえます．このとき，背中側の筋活動は強く反り返るような状態に見えます．

ii 骨盤帯と胸郭が一体化しない
健常者で実験してみたところ（図2-3），肩甲骨を後退させて半身を寝返りたい方向にねじると，背中の筋活動が増大します．

図2-3　健常者が右上肢を引き込むように寝返りをした場合

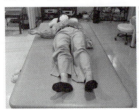 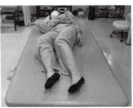 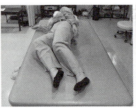 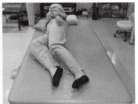

| 健常者に「右上肢を引き込むように」寝返るよう依頼する | この状態でしばらく止まる．どう動いて良いか悩んでいる様子 | 力強く右上肢を引き込むと身体が転がることを発見したようだが，左上下肢はあたかも麻痺があるように力なく下がり，上肢は後ろに忘れられている | かろうじて右向きにはなったが，背中が反り返り，前にも後ろにも転がりそうに見え，不安定 |

動作終了後の側臥位も，姿勢保持そのものは可能ですが，頭部を前方に突き出してバランスを保持しており，安定的とは言いがたい状態が見られます．

つまり，片麻痺者では，体幹の屈曲によって胸郭と骨盤を一塊にする活動が阻害されてしまっているのです．

iii　下肢の反応・麻痺側上肢を忘れているのではない

右下肢はかろうじて屈曲し，何とか腰椎を屈曲させたい様子ですが，麻痺側下肢の重さが後方に残っているため骨盤が転がりません．このため，右上肢を身体の下に引き込んで回転を試みているように見えます．

努力的な動作は，確かに上下肢の麻痺の影響もあるかもしれませんが，むしろ体幹部を適切につなげて一塊で動けないので，ある程度自由に動く右手に頼る努力で動作遂行せざるを得ない状況だといえます．

リハビリで「うまく体幹部の動きを作り出す練習」ができたら，このような非効率的な動作獲得には至らなかったのではないかと考えられます．

麻痺側の感覚・動きを無視した動作を続けると……

片麻痺者はよく，「麻痺側上肢を忘れている（意識できていない）」などと評価されますが，右肩甲骨を内転させた後方に引き付けるパターンで寝返ると，左胸郭から上肢帯の感覚が乏しくなります．

この動作は健常者の実験でも確認される（図2-3　3枚目）ので，障害由来で起こっているものではありません．自動的な体幹・四肢の連結や動こうと思ったときの頭頸部・胸郭の屈曲という反応が抜け落ちているために起こっていることが理解できます（つまり，定位が達成されていない）．

この症例の場合は，「動作練習の前に，体幹機能を身につけるための基本動作を促す」必要があると考えられます．

このような，本来動作に認められる体幹機能が全く発揮されず，麻痺側への注意が向きづらく，「麻痺側の感覚や動き」を無視するような動作練習を繰り返ししていると，麻痺側半身を使わず，動けるが非効率な「努力的な動作」を誤って学習してしまう恐れがあります．これは二次障害を生み，可動性や機能の低下を引き起こす危険があります．

私たちリハビリ専門職が掲げる，「できるだけ良い状態で日常生活に戻り社会参加，家族の役割などに戻ることを支援する」という目標とは裏腹に，リハビリでむしろ身体的負担を増やしてしまい，良い状態で日常生活に戻せないことが起こり得るのです．

> **Point**　一応動けるけれど，効率的ではない「努力的な動作」は，二次障害を生み，可動性や機能の低下を引き起こす危険がある

1) 江連亜弥 他：脳卒中片麻痺者の体幹機能と日常生活活動（ADL）との関係について．理学療法科学．**25**（1）：147-150，2010

Column　動作分析の視点

　脳卒中片麻痺者の問題は，「日常生活動作」ができなくなる，あるいは病前のようにはできなくなることにあります．その「動作」を再獲得するために，「運動再学習」という概念で，Re（再び）- habilitate（適合させる）するのが，私たちリハビリ専門職の役割です．

　しかし，「再び日常生活に戻るための動作」というあいまいな表現では，「対象者の動作がどのレベルで遂行されているか」がはっきりしません．医療施設で共通使用されている「FIM」「BI」などの評価ツールは，「できているか／できないか」という視点での評価で，動作の質の側面は不十分になりがちです．

　基本動作といわれる「起居」「立ち座り」「移動」も，入院中は守られた動きやすい環境のため，動作そのものはできるようになる可能性が高いでしょう．しかし，同じ動作が日常生活に戻っても質を担保できるかは不明です．

　そこで，ヒトという生物の動作を科学的視点で研究する，「バイオメカニクス」の知識が必要となります．これらの知識を基に考案された「正常運動」を，単に再現するのではなく，対象者の生活環境を考慮しながら，正常な要素のどこに問題を抱えているかについて判断をすることが大切です．

　こう考えることにより，片麻痺者が日常的に動くための「効率が良い動作」の目標ができます．

　「効率が良い動作」の「効率」とは，「エネルギー効率」を指します．

　「エネルギー効率」が良い状態とは，「努力的ではなくほとんど意識しなくてもできる動作」を意味します．

　私たちの生活を考えてみましょう．

　朝ベッドから起きるのに，「すごく意識して考えながら動く」人はいないでしょう．ご飯を食べ終わってトイレに行くのに，「立ち上がり」動作を意識する人はいないでしょう．着ていく服は選んでも，袖を通すときに「腕が入る穴」を一生懸命見つけようとする人はいないでしょう．

　このように，私たちの「日常生活動作」は，ほぼ無意識でできるレベルで遂行されています．

　片麻痺という障害を負ったから，「意識して努力しないとトイレに行けない／着替えもできない」としたら，日常生活は楽しいでしょうか？

　「私たちはなぜ，ほとんど考えることもなく動作が遂行できるのか」という視点をもち，「片麻痺者はなぜ努力的で意識的でエネルギー消費の多い動作遂行になってしまっているのか」を比較検討することは，片麻痺者が今後「豊かな生活」に戻るために重要なことなのです．

2 | 行動分析② 座位姿勢

片麻痺者と健常者との座位比較

　座位保持ができる左片麻痺者の典型的座位姿勢を，健常者の姿勢と比較しながら，「座位姿勢を検討する理由」と「なぜこのような姿勢保持になるのか」について考えてみましょう．

　あえて専門家としてではなく一般的に見て，図 2-4 A の左片麻痺者と B の健常女性の座位で大きく違う点はどこでしょうか．

図 2-4　左片麻痺者の典型的座位姿勢と健常者の座位姿勢

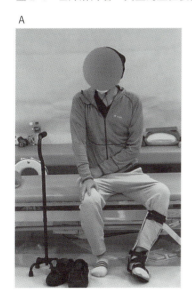
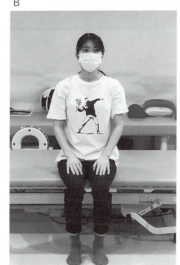
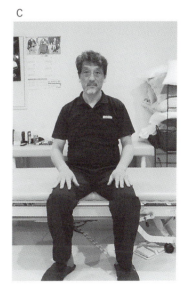

　おそらく多くの方が，「左足が大きく外に開いている」ことを挙げるのではないでしょうか．
　一般的に，男性は足を開いて座る傾向がありますが，図 2-4 C の成人男性の座り方と A ではやはり違いがあります．C の座り方は安定して見えますが，A は非常に不安定に見えます．

　どのような見え方がその感覚を生むのでしょう．
　芸術心理学者のアルンハイム．R は，上下左右で均衡がとれている「対称性」に関して，「シンメトリーは，観るものが知覚する重力の感覚と関係する」と指摘しています[1]．例えば，対称性を備えた絵画は重力的な均衡をもたらし，中心軸は中心点によって画面左右に配置された諸要素が相互に結

図 2-5　座位の中心線および肩甲骨の位置・高さ比較

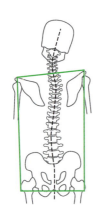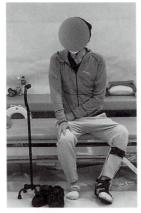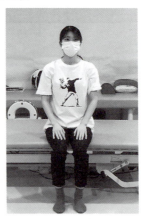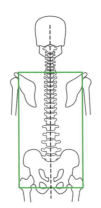

左片麻痺者は，上半身の重さが支持基底面で均等に支えられていない

び付けられ，全体的な調和・均衡がもたらされる，と解説されています．対象物には中心線は引かれていないが，あたかも中心に軸があるかのように見えるのは，鏡に映ったように左右逆になっているからだということです．

つまり，ヒトの姿勢でも「左右対称」と見える状態と，「非対称」と見える状態では受け取る印象が異なるということです．

では，第三者が受ける「安定性・不安定性」という印象は，本人にとっても姿勢が安定している（どっしりと姿勢保持され転倒の危険がない）／不安定である（フラフラして転倒しそうな状態）と理解してもよいのでしょうか．

座位姿勢の安定性を検討する理由

ヒトの「動作」は，姿勢制御と運動制御という2つの面で構成されています．
座位姿勢の安定性を検討するのは，その状態で，そこからの動作の可否が変わるからなのです．

座位姿勢からの動作には，「横になる」「立ち上がる」「座ったまま作業する」などがあります．
ヒトの日常生活では，姿勢保持とは目的的行為なので（第1章1参照）ただ座っているだけという状況はありません．座って「テレビを見る」「本を読む」「音楽を聴く」などの具体的な行為につながるという前提で話を進めます※．
大きく左足が開いている左片麻痺者の座位姿勢から，「右手に本をもって読書する」「横になる」「立ち上がって移動する」状況をイメージすることができるでしょうか？
このような，「動作の側面を検討する視点」が「座位を評価する視点」です．

※もちろん，「公園で夕陽を眺めながらただ座り続ける」といった行為はあるが，「夕陽を眺めながら自身を振り返るという精神活動」と考えれば，このただ座り続ける状態も生活行為と理解できる

図 2-6　左片麻痺者と健常者の座位における肩と腰位置・高さ比較

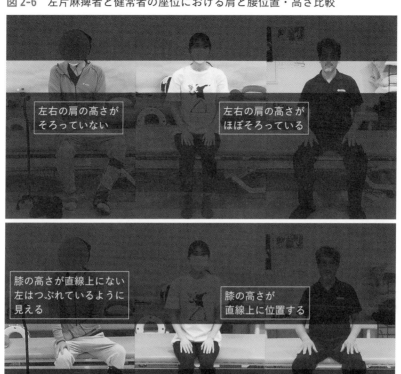

　例えば，図 2-4 A の片麻痺者が「本を読む」という課題を達成できるかどうか？　という視点で，姿勢を見てみましょう．

　下肢は開いていますが，上肢はどうでしょう？　左上肢は，だらりと垂れ下がり，右太ももの上に置かれています．反対に，右上肢は右下肢に当てられ，突っ張っているように見えます．顔も右を向いており，左半身全体が姿勢保持には関与していないとも解釈できます．

　すると，「この状況では右手が離せないのではないか？」と考えられ，「『右手に本を持つこと』は，この方にはかなりハードルが高い課題ではないか？」と理解できます．

　健常者の座位（図 2-4 BC）と比較してみると，男女にかかわらず体幹部が正面を向き，左右対称に見えます．これは，肩甲骨の位置・高さが左右対称であることで達成されているようです．A の肩甲骨は左右で位置・高さが異なります．

　この身体状況から読み取れるのは，「健常では，肩甲骨の位置・高さが左右対称で，上半身の重さが下半身の両側で均等に支えられている」状態です．それに対して，左片麻痺者は，「肩甲骨の位置・高さが均等に位置していないので，上半身の重さが支持基底面に均等に反映されない」ということです（図 2-5）．

　この対称性は肩だけでなく，腰でも観察されます（図 2-6）．健常者の座位では，お尻から頭の先まで対称的な姿勢が保持されています．

ところが，左片麻痺者の体幹部では，左肩が前に滑り落ち，右へ体幹部が変位しています．そのため，腰は左後方に転げ，左下肢が外に開いている状況は腰の影響があることが読み取れます．

> **Point** 健常では，肩・腰などの位置・高さが左右対称，上半身の重さが下半身の両側で均等に支えられているが，片麻痺者は左右対称でなく，上半身の重さが支持基底面に均等に反映されない

こう考えると，右手が太ももに置かれ突っ張っている状況は，「右側の背面筋だけを伸展方向に活動させて腰を（骨盤を）起こし，何とか背中を伸ばしている状況」「右側のお尻と下肢の支えだけを頼りに身体を起こしているので，右手の補助が必要になっている」と理解できます．

どっしりとした対称姿勢ではなく，左下肢が大きく開き足部も接地しておらず，右側の臀部や下肢の強い力だけで何とか姿勢を保持している左片麻痺者の座位は不安定であると考えていいはずで，安定して次の動作に移行できる状況とは考えづらいでしょう．

このように，見た目の対称姿勢あるいは非対称な姿勢から受ける「安定感・不安定感」は，そのまま現実の姿勢の安定・不安定さに近いという理解をしても間違いなさそうです．

姿勢評価の視点「日常生活場面でどうしたいか？」

なぜ，このような姿勢保持になってしまうのかを検討してみましょう．
「左に麻痺があるから左側で支えられない」という理解だけだと，「（一般的判断では）麻痺は治らない」→「一生左側で体重を支えることはできない」という判断になってしまいます．
すると，この患者さんは，「一生右手を使って生活できない」という結論になるのでしょうか．

試しに一度，歩いていただきましょう．四点杖と装具を使用されています（図2-7）．

図2-7 歩行の後の座位変化

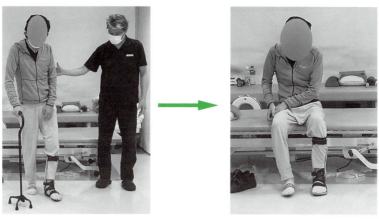

一度歩いてみる　　　　　　　　歩いた後は座位が変わる

ほんの数歩歩いただけで，座位姿勢は変化します．これをどう理解すればよいのでしょうか？

これだけで筋力が上がるとは考えられません．おそらく，この対象者の場合は，「感覚の要因」が大きいように思われます．歩行後，肩甲骨の高さが変化していることからも，左側の下肢に体重をあずけて「歩く」ことで，意識には上らない「固有受容感覚」が小脳を介して姿勢制御を向上させたことが読み取れます．

単に，下肢の支持する力が発揮できるというだけでなく，下肢の体重支持によって肩甲骨の位置も変わるということは，つまり，「姿勢の緊張に影響が及ぶような感覚の要因」を改善することで，「この人の右手が日常生活で自由に使える可能性」を評価することができます．

このように，姿勢を評価する視点には，「日常生活場面でどうしたいのか？」という視点が外せません．

単に「姿勢が悪いから直す」という視点では，ここまで掘り下げることはありません．

日常生活場面でしたいことを目指して評価することではじめて，単に「筋力が足りないから」下肢の位置を修正できないわけではないという事実が読み取れると考えられます．

姿勢の保持がうまくいかない理由が各対象者で異なるのだとしたら，私たち専門職は，「それぞれの人の日常生活場面ではどうしたいのか？」という視点をもってその潜在能力を見極めることが必要です．私たちにそれができたら，救われる片麻痺者はぐんと増えると想像します．

> **Point**　「それぞれの人の日常生活場面で，どうしたいのか？」という視点で評価し，潜在能力を見極め，状況変化から原因を見抜いて個別の対応をする

1) Arnheim.R：中心の力—美術における構図の研究．紀伊國屋書店，1982，p34〜42 を要約

3 行動分析③ 起き上がり

起居動作の正常運動　構成と流れ

起居動作とは，①目が覚める，②起き上がる，③立ち上がる，④目的動作に向かって移動するという順序で構成されている日常生活動作の一部です（図2-8）．

図 2-8　起き上がり～目的動作遂行の流れ

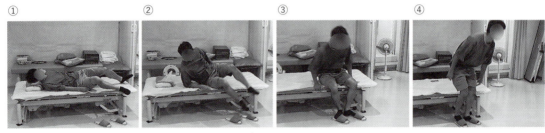

健常者の頭部の動きは目標に向かって一筆書きのように流れている．起き上がりながらスリッパに足を向け，立ち上がりながら歩き出すというマルチタスクが成立している．

この流れを，神経系の働きと関係づけてみると，表2-2のようになります．

表 2-2　起居動作の段階と神経系の働き

起居動作	神経系の働き
① 目が覚める	覚醒．脳幹の覚醒を司る神経細胞に覚醒刺激が入力され，アドレナリンなどの興奮性の伝達物質が大脳に投射されて，神経活動が高まる
② 起き上がる	寝ていた姿勢，その日の身体コンディション，普段の癖などによって，行動プランと動作プログラムが立ち上がる（どの身体部位にどの程度の力でどの方向に運動を起こすか，そのための筋肉のパターンや順序タイミングなどを決める）． 実行系が一次運動野を介して末梢の筋肉に収縮を促す
③ 立ち上がる	②に準ずる実行系動作として，下肢へ身体の重さを移動する
④ 目的動作への移動	トイレに行くなど，目的によって姿勢緊張が変化する

「起き上がる」「目的を達成するために移動する」という動作は，「腰が痛む」「なんだか身体が重くてうまく動けない」「二日酔いで頭が痛む」といった特別なことがない限り，意識には上らないほど

自動化された動作です．この自動化された動作は，「トイレに行く」「水を飲む」「顔を洗う」「シャワーを浴びる」など，この後につながる動作に向けて組織化されているため，どの瞬間でも止まることがなく，常に進行方向に自身を定位し，様々な課題（タスク）をこなしながら目的動作を遂行するという特徴をもっています（**図 2-8**）．

図 2-8 の各フェーズの姿勢について考えてみましょう．

① **目が覚める——横になっている姿勢保持**

仰向け，横向き，腹ばい，大の字……それぞれの癖や疲れの度合い，身体のゆがみや疼痛などによって，見た目は変わりますが，どれも「自身の身体の重さを床にあずける」という共通項があります．

つまり，横になる動作の課題は，「地面（支持基底面）に自身をあずけること」と定義してもよいでしょう．

② **起き上がる——身体を支持基底面から離し，姿勢を抗重力方向へ変化させる**

起き上がり動作は，身体の重さを移動し，体幹を地面から離し，それまで下にあった頭部が急に持ち上げられ一番高い位置に移動します．

「頭が上にいく」ということは，少なくとも腰は起き上がり，体幹部が地面（支持基底面）と垂直に近い形まで起きるということです．筋活動も，血流や血圧など内部環境も激変します．このとき，血圧や血流，循環のコントロールは自律神経系で行われます．体液の移動が急激に起こり，起立性低血圧を起こすこともあります．

つまり，起きるという動作は，筋骨格系と自律神経系による循環のコントロールがうまく協調することで達成できる動作」だと理解できます

③ **立ち上がる——質量中心がベッド上から床上へと移り，姿勢制御が大きく変化**

ベッドならここで下肢を床に下ろして立ち上がります．

布団やマットレスで床に横になっている場合は，体勢を入れ替えて下肢を身体の下に引き込むか，身体をかがめて足の上に乗るなど，身体を下肢で持ち上げる動作が入ります．

どちらにしても，身体の重さを下肢にあずけ，下肢は床に向かって身体の重さを持ち上げる力を出力する動作です．

しかし，下肢に身体の重さをあずけるとき，頭頸部・体幹部は一度従重力方向への動作（下げる）をして，それから立ち上がる反応に切り替わります．起き上がる動作は身体を起こすだけの1段階ですんだのに，立ち上がる動作は2段階にならざるを得ません．2段階で実行されると，その都度，屈曲や伸展の切り替えなど大きな姿勢制御の変化を起こす必要が出てきます．

④ **目的動作への移動——立位姿勢から歩行時の姿勢制御に切り替わる**

うまく立てていれば，頭部はより高い位置に移動します．また，下肢の交互運動とその下肢・骨盤の上の体幹を目的地へ運ぶという移動動作につながり，目的動作を遂行します．

このように，起居動作の「起きて」「座る」までの動作だけでも目的が完成（安定して座る）されるまで動作は間断なく連続しています．

言い換えれば，起居動作は，他の日常生活動作よりも姿勢緊張が連続的に変化することが重要な動作である，ともいえるわけです．

> **Point**　「起き上がる」は,姿勢緊張が連続的に間断なく変化する動作

起き上がり時,麻痺側上肢が残される現象

　図2-9は,片麻痺者の起き上がり動作を連続写真で並べたものです.

図2-9　片麻痺者の起き上がり動作(右片麻痺)

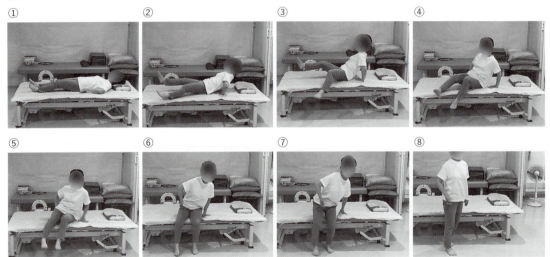

片麻痺者の起き上がり動作では,頭部が進行方向からずれたり止まったりする.また,連続的に変化せず,きちんと立ってから歩きはじめるなど,不安定な要素が認められる

　見ていただくとわかる通り,片麻痺者では頻繁に「麻痺手を後方に残してしまう」という現象を認めます.
　「麻痺手を後方に残す」という現象は,本来の「頭部を高い位置に置く」「腰が起き上がり,体幹部が地面と垂直に近い位置まで起きる」という移動方向への推進力とは反対の方向に身体を引き戻してしまう要因となります(図2-10).

図2-10　麻痺手が身体を引き戻す

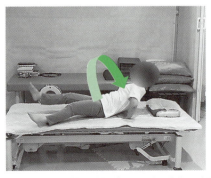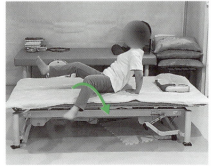

右片麻痺.麻痺側上肢が起き上がり動作に追随しないので,その重さが身体を右回旋させてしまう.その結果,左下肢の重さを使って起き上がるという手段を選択している

すなわち，対象者は，「前方（体重移動の方向）に動こうという意図とは別の方向に身体が引き込まれている感覚」を受け取っているはずです．

覚醒度や認知機能が低下している人では，この「起き上がり動作時の動きづらさ」によって混乱が増悪します．

意識レベルが高く基本動作が自立に近い人では，この「反対方向への引き戻されるような力」に対して，パワーと努力的な起き上がり方が定着し，連合反応として上肢の屈曲が強まり，起き上がった後の非対称性も増強します．

この後に立ち上がり，杖を持って歩き出してしまえば，周囲の目には「スムーズに動いている」と見えるはずですが，実際には努力的で筋緊張が高すぎ，力みが残っている状態なので，二次障害につながる可能性があります．

療法士側では，その現象を観察して，"まだ"努力性の動作遂行である」とか，"うまく動けるが"，連合反応で麻痺側上肢の屈曲が増強している」という判断を下します．

そのような「努力性」「連合反応」が出現しているのは，「麻痺手が後ろに残されてしまう」という問題にあるのです．

「なぜこのような現象が起こるのか」を分析し解決することが，努力性を軽減し，連合反応の出現を抑える効率の良い動作につながるのです．

> **Point** 努力性・連合反応が出現する原因と考えられる「麻痺手が後ろに残される」などの現象がなぜ起こるのかを分析し，解決する視点をもつ

「無い」と感じる麻痺側を支える代償行動

問題は，実は「横になっているとき」から起こっています．

図2-11 左の健常者では左右双方とも背中がベッド面に接触し，その反力情報に基づいて姿勢反応が生じています．それに対し，右の左片麻痺者（模擬的）では（特に急性期・亜急性期），低緊張を呈している麻痺側上下肢は低緊張ゆえに位置感覚が乏しく，自身の身体でありながらどこにありどんな状態で置かれているかわからない状況にあります．

この時，麻痺側臀部や肩甲帯には過剰な圧（麻痺側上下肢の重さを留めておくための固定）が加わっているので，姿勢緊張の変化を妨げている状況だと理解できます．

これゆえ，片麻痺者の背臥位姿勢では，
① 非麻痺側背部が浮き上がり，麻痺側骨盤の外側へ押し付ける力が生じる
② 非麻痺側肩甲骨内側の固定で頸部を非麻痺側に傾け，枕に押し付ける力が生じる
③ 非麻痺側臀部内側の固定により腰椎を過前弯させ，腰をそらせるような姿勢となる

図 2-11　片麻痺者と健常者の背臥位の特徴

健常者

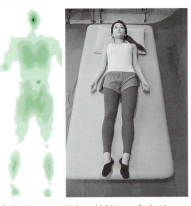

全背面がベッド上に接触し，全身がベッドに乗って支持基底面情報が使えている．体圧が左右均等に分散している姿勢保持

左片麻痺者（模擬的）

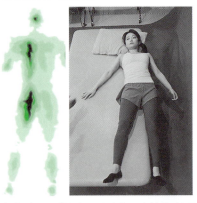

半身がベッドからはみ出し，支持基底面情報が使えないため落ちそうな感覚．非麻痺手でベッドのふちを握り，その力で対側に落ちないようにつかまって姿勢保持している

などの，麻痺側方向へ背骨が飛び出すような背面で支持基底面を作っている人が多いと思われます．

　過剰な圧が麻痺側肩甲帯や骨盤帯を重く感じさせている要因を説明しましょう．

　麻痺側上下肢＋体幹部の病的低緊張により，麻痺側身体が接触面からの反力情報を返してくれず，固有受容感覚的には，あたかも麻痺側半身が「無い」ような姿勢反応に陥っている状態と考えられます．

　麻痺側半身が「無い」のと同様な状態ですから，身体は健常な半身だけでバランスを維持しようとします．この解釈を具体的な筋活動で見ると，「非麻痺側肩甲骨の内側」と「非麻痺側股関節周囲」の固定を強めて，「身体がずり落ちて行かないように」と，何とかベッドにとどまる姿勢反応「代償活動」が現れます（**図 2-11** 右）．

　片麻痺者の姿勢保持の特徴は，「動かない」「自身の身体として認識できない」，しかし「物体としては確実に存在し，重さがある」「上下肢を身体に引き付けておかなくてはならない」という「代償活動」が主な姿勢の活動となっています．

　前述のように，股関節の内転内旋の固定や肩甲骨の内転内旋固定を生み，痙性パターンとなり，後々筋の高緊張を生む元になるというのが，臨床的考察です．

　この過剰な圧は，胸腰椎移行部や腰椎の反り返りから「麻痺側肩甲帯が地面に押し付けられている」ことで起こります．

　つまり，押し付けられて重い身体部位は，支持基底面からの反力情報を得られないので，変化しない身体図式（第 1 章 3 参照）をそのままに起き上がることになります．動作に追随できない麻痺側上肢が取り残されてしまうのは当然の結果なのです．

　このような考察から，起き上がり動作では麻痺側上肢は忘れられており，それをサポートして動作

する練習はあまり役に立っていないことがわかります．

　動作練習の前に，動作を開始する前の姿勢と，姿勢を生み出すための感覚情報に基づく筋緊張の変化に注目してみましょう．

　仰臥位から座位へ起き上がる通常の寝起きは，椎骨が一つひとつ屈曲方向に立ち上がっていくように身体全体を起こして，次の支持基底面である臀部に体重を移動します．しかし，背中が反り返った状態では椎骨に運動は起こらず，上半身を強引に引き起こすような動作となり，上肢はなおさら後ろに引き付けられます．

　体幹に屈曲の運動要素を多少なりとも起こせる状態であれば，上肢を身体の前に引っ張り出すことも可能でしょう．

> **Point**　片麻痺者の麻痺側上肢が後ろに残される現象は，①臥位姿勢の支持基底面に依存しない姿勢保持，②その姿勢緊張を変化させない動き方，の2つに原因がある

❶支持基底面に依存できるよう姿勢筋緊張の適正化を図る

　では，起居動作がうまく遂行できない状態をどう解決するかを考えてみましょう．

　まず，臥位姿勢の姿勢緊張の変容性の乏しさは，中枢神経系が変化を拒むことから起こると考えられます．

　変化を拒むのは，前述の通り，まるでベッドから身体が落ちそうな感覚を得ているからです．健常者でも，半身がベッド上にない状態だと落ちそうに感じ，うっかり身動きできないことでしょう．片麻痺者の麻痺側からの感覚の乏しさは，あたかも「落ちそうな」感覚となり，非麻痺側での固定を誘発するだけでなく，そこから筋の緊張変化を起こせない状況に発展します．

　ですから，まずは「落ちない」という実感が必要です．

　ベッドから落ちないという実感を得るには，ベッド面に身体全体がフィットして，身体の重さに見合った反力情報を受け取って解釈できる状態，リラックスして余計な力みのない状態や，関節の状態が適切に保たれている状態が必要です．

　この身体がベッド面にフィットしている感覚が乏しい理由としては，以下の2つが考えられます．
①　筋緊張の低下で固有受容感覚による身体変化が起こっていない
②　感覚障害が重度

②の場合でも，「何かわかる感覚」を対象者と一緒に探す活動をして，感覚‐運動経験を得る体験を重ねていくと改善できます．

　以上の考察より，起居動作につながる身体への介入として，姿勢緊張の適正化を図ります．

図 2-12　股関節を中間位に誘導して骨盤の安定を図る

① 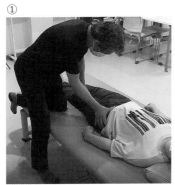　② 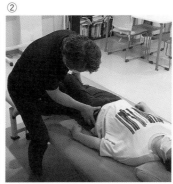　③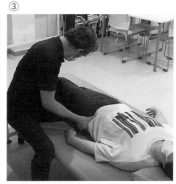

ASIS から中臀筋を把持　　次に中臀筋・大臀筋を把持　　最終的には内腹斜筋に感覚を提供することで安定が得られた

ⅰ）麻痺側下肢の中間位を誘導し骨盤の安定を図る（図 2-12）

　身体を引き下ろそうとしている重さは，主に麻痺側上下肢です．特に，麻痺側の臀筋は長期の安静に伴って起こる筋委縮とともに，下肢の重さを身体に引き付けてくれない要因になりやすいので，まずは骨盤の安定を図ります．

　一般的に，発症初期では

- 下肢のトータルな伸展位（一見伸展に見えても，臀筋の働きの悪さで股関節屈曲位・外旋位をとっている場合が多く，「Wernicke-mann の肢位」といってもいい）
- 上肢の屈曲位（弛緩例ではだらりと重さが目立つが，肩関節前面や肘関節内側には高緊張が観察される）

が観察されます．

　下肢の（股関節）中間位を誘導するのは，骨盤をベッドから引きずり下ろそうとする重さを支持基底面である仙骨に集約させるために重要です．

ⅱ）麻痺側肩甲骨の位置を修正（図 2-13）

　本来，背臥位では頭部後方・胸椎部の広い面積・仙骨と臀部・左右の大腿後面・下腿後面・踵が支持基底面として接地しているはずですが，麻痺側の重さが身体を引きずり下ろすように働くことで，非麻痺側背面も浮く傾向にあります．つまり，非麻痺側背面でのブリッジのような姿勢保持が，片麻痺患者の背臥位の特徴なのです．

　このため，非麻痺側手は落ちないようにベッドの端や柵を強く握り頑張っている場合もあります．

　胸椎部の広い面積で接地していることを保証するには，両肩甲骨の内側縁が楔のようにベッドに固定され，背骨が転がることを止めている必要があります．

図 2-13　肩甲骨の位置修正とプレーシング

①
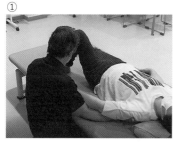
下肢を膝立位にして手が離せる程度に安定させ，足底からの固有感覚を入力．同時に肩甲骨・上肢の位置を修正（プレーシング）

②
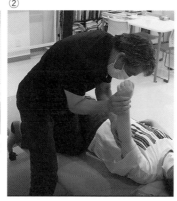
麻痺側上肢の空間保持を促し，視覚的にも身体化できることを期待する

❷動作前に次の支持基底面情報を予期できるよう誘導する

　人の動作は，必ず感覚情報を必要とします．フィードバックとして動作の後に感じることも重要ですが，むしろ動作の前に動く方向の支持を確立してはじめて，身体は動きはじめます．

　❶で，支持基底面との接触情報によって姿勢緊張の変容性が準備できたら，起き上がる動作の練習に入ります．
　「起き上がる」ためには，身体の運動方向として，
①　頭の重さが乗る支持基底面
②　肩甲帯を含んだ胸郭の重さが乗っていく支持基底面
③　上半身全体が起きて重さをあずけられる支持基底面
の順序で支持基底面情報が受け取れるよう誘導するのがコツです．
　よくいわれることですが，「軽く誘導できる方向」「セラピストの力加減」が大切です．
　ここでも，「意識的な動作ではなく，起きたいなと思ったら勝手に身体が動いて起き上がってしまう」という体験が重要です．これは，「頭が勝手に上がってくる」「自分で動いているのかセラピストが誘導しているのか，どちらの力が働いているのかわからない」程度の誘導をすることで促すことができます．
　麻痺側上下肢の重さが動作の阻害要因にならないよう，特に中枢部（体幹部のことが多いです．腹直筋に触れて肩甲帯の屈曲を促す方向を筆者はよく使います）に接触の感覚や動きはじめの筋活動を誘導するための徒手的介入量を増やします．具体的には，**図 2-14** のような順序で介入することが多いです．

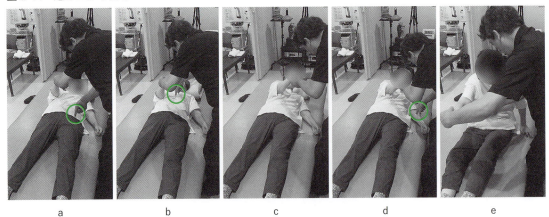

図 2-14 起き上がり誘導

a b c d e

a．麻痺上肢を起き上がる方向に誘導する．起き上がる方向は上肢とは対側の臀部であることが多い
b．腕・頭の重さが乗る支持基底面を探す．胸腰椎移行部である胸椎8番・腰椎1番あたりから上肢とは対側の下部肋骨背部あたりであることが多い．この部分の皮膚が反応して重さを受け取る準備をしてくれると，上半身は思うより軽く誘導に追随する
c．麻痺側上肢の誘導で頭頸部の屈曲が起こり，麻痺側肩甲帯も起き上がる方向に反応してきた．麻痺側上肢から肩甲帯＋胸郭が反応してくれば，後は臀部まで一気に起き上がりたいところだが，発症から日数の経過しているケースだと，「一度側臥位になってから力で起き上がる」ことが習慣づいていて，療法士の誘導方向と対象者が動こうとする方向に乖離が生じる場合がある
　十分時間をかけてゆっくりとお互いの反応を確認しながら誘導するよう心がける
d．本症例の場合，非麻痺側の前腕部に一度気づいてもらうことで，身体の重さが臀部に移行しやすい
e．その上で，療法士は身体力学的支点・力点・作用点を意識して，順次椎体が次の椎体に乗っていくように運動誘導を心がける

　図2-14 c で対象者の頭頸部が屈曲してくると，運動連鎖によって自動的に腹直筋にスイッチが入ります．

　療法士側にはこの，「頭頸部の反応を待つ」という姿勢が求められます．

　対象者の麻痺側上肢から肩甲帯にかけて，軽く誘導についてくるものの決して意識的でも努力的でもない反応を読み取りましょう．誘導方向は，反応が起こる方向や力加減を調整し，療法士が探し出します．

　誘導の方向がうまく伝わると，運動連鎖によって頭頸部が起きてきて，上半身を誘導方向に誘導しやすくなるという反応が確認できます．

　もし，自動的な応答が認められない場合は，「おでこをこちら（介入者の方）に起こしてください」などと声かけする場合もあります．

　この繰り返しで，対象者の意識に「この方向に動けた」という内言語が起こると，誘導に追随しやすい身体が構築できます．つまり，「動こうと思った瞬間に反応できる身体を手に入れた」ということです．

　ただし，この時点では，随意性の乏しい麻痺側上肢や下肢の重さを介入者が支えています．この補助を少しずつ離していく過程も，体験として必要です．

1回の介入で，全部自力でできるようになる場合もあれば，部分介助が必要で明日に持ち越しという場合もあるでしょう．

> **Point** 療法士は対象者の身体の反応を待つこと．対象者に「誘導された方向に動けた」という認識や内言語が起これば，動こうと思った瞬間に反応できる身体になってきているということ

4 行動分析④　立ち上がり

日常生活での「立ち上がる」動作は流れの一つ

　歩行に入るには，立つ必要があります．車いすに移るだけの場合でも，「立つ」という動作は必須です．
　「立ち上がる」という動作は「移動能力を決定づける動作」として位置づけられます．

　しかし，「立ち上がり」はとても誤解されている動作でもあります．
「立ち上がりは足を鍛える重要な動作．欠かさず練習しましょう！」
「動作のコツは……両足を平行に置き，お辞儀するように上半身を前に倒します」
と説明され，練習しますが，立ち上がる動作とは本当にそのような姿なのでしょうか．
　片麻痺の方がこの「動作のコツ」を信じて動くと，どのようなことが起こるのでしょう．

　立ち上がり動作の開始・切り替え・終了の3段階に分けて，その内容を吟味してみましょう（図2-15）．

i　動作開始時
　座っています．ある程度リラックスし，姿勢そのものも，緊張状態ではなくゆったりと座っています．おそらくテレビでも見ているのでしょう．注意は，「自分の姿勢ではなく対象物」に向けられています．（①）
　向こうから呼ばれて立ち上がろうとする場合，リハビリ練習のときのように，身体をまっすぐにして両足をそろえてはいません．（②）
　その場から，向かっていく方向に身体を向け（③），手で押したり引いたりしながら進行方向に近い足に体重を乗せ，対側の下肢は身体の重さを軽く進行方向に押し出すような形をとります．（④）

ii　切り替え時
　腰が上がり進行方向の下肢に乗って身体を前進させながら，すぐに歩く動作に移行できるように下肢の交互運動がはじまります．（⑤⑥）

iii　終了時
　「立った」→「歩きはじめた」といった境目はなく，目的動作である「移動」にすぐに移行し，目的の場所に注意を向けながら「歩き」はじめます．（⑦⑧）

図 2-15 立ち上がり動作の開始・切り替え・終了

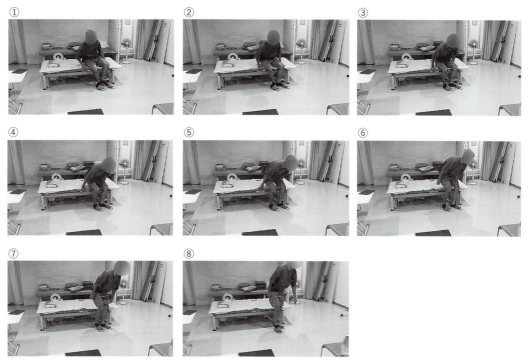

　このように，「立ち上がる」というフェーズはあってないようなものです．言葉では「座る」「立つ」「歩く」などの動詞で分けられる動きが，日常生活では「目標達成の1段階」として一つながりに遂行され境目がないという点が，大きな特徴の一つであると考えられます．

　ここでも，臨床現場ではよく，「片麻痺者に対する治療的な正常運動要素」と「日常生活で実施されている切れ目のない目的動作」が勘違いされます．

　「お辞儀をするように立ち上がる」がまるで常識のように伝えられ，「立ち上がるときにプッシュアップしてはいけない」「姿勢は対称的でなければいけない」と指導されているようで，多くの片麻痺者がこれらの「『正しい』とされる動作をこなす」ことに注意を割き，自由に動いていないことに居心地悪さを感じます．

> **Point** 治療的な正常運動要素を強要するリハビリをしていると，片麻痺者が日常生活で目的に応じて自由に動くことを妨げる

立ち上がり動作で身体に起こっていること

図2-15の各段階では,身体にどのようなことが起こっているのでしょうか.

i 動作開始

リラックスした状態から,立ち上がるための姿勢変化(骨盤を起こすための股関節屈曲と腰部多裂筋の同時活動,臀部の固有受容感覚,頭部の位置変化,視覚的変化による姿勢調整)が起きます.

この姿勢変化は一見,「お辞儀をするように身体を前に傾けている」ようにも見えますが,実際には「股関節を中心軸に身体が回転する」という動作が起こっています.つまり,身体が回転するには,
❶股関節が「軸」になる
❷❶の軸を身体の重さが越える,という動作が起こる
❸❷の動作が起きるために,身体は一つの塊となり,臀部の後方から前方に体重が移動する
必要があるのです(図2-16).

ここで,リラックスしている腰背部の筋活動を使うのか,頭部の重さを利用して慣性で動く方法を活用するかで動作が異なります.また,支持基底面が変化するので,移動先の下腿三頭筋が「体重を

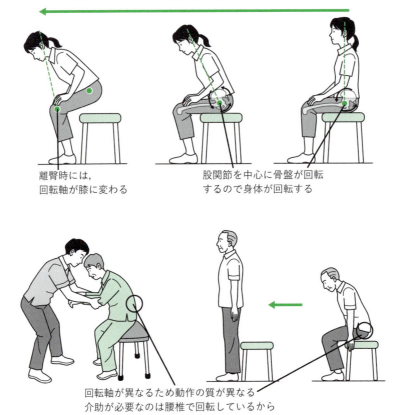

図2-16 骨盤の動きと「立ち上がる」動作

離臀時には,回転軸が膝に変わる

股関節を中心に骨盤が回転するので身体が回転する

回転軸が異なるため動作の質が異なる
介助が必要なのは腰椎で回転しているから

支える準備」状態である必要があります．
　重要なことは「身体が回転する」ことであり，そのために「支持基底面が体重を受ける準備をしている」こととなります．

　体重を受ける準備，というのは「先行性姿勢調整」ができていること，つまり神経系の働きでいうと「立とうとする前，関節の動きが起こる前に，身体の緊張状態が整えられている」必要があるということです．

ii 切り替え時
　臀部・大腿後面・足部という順序で重心移動が起こり，離臀が起こる前に，体重の前方負荷に対して，（頭部が前方に落ちるような）前庭感覚が頭部の位置変化と加速度を検知し，荷重を受ける体勢を整えます．
　それと同時に，前脛骨筋での脛骨の前方回転とハムストリングスの伸張反射が離臀という状況を生み，体重が足底面に反映されます．
　さらに大腿骨が脛骨の上に乗っていくような回転が起こり，結果的に下肢の伸展方向の力が身体の重さを上方に押し上げて立位姿勢に向かいます．（図2-17）

図2-17　離臀前後の体勢切り替え

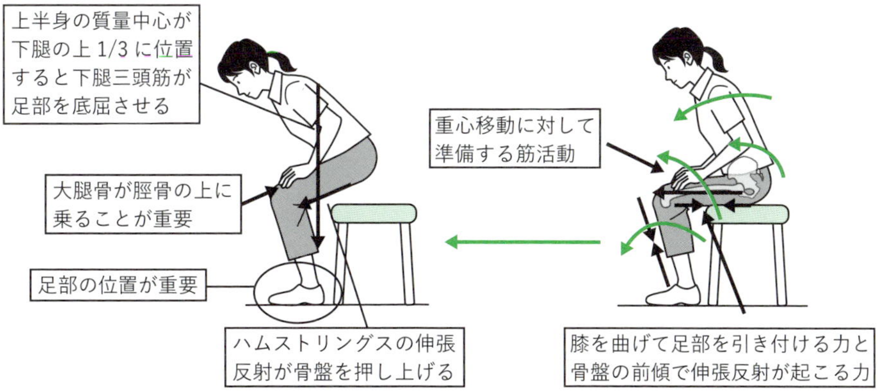

- 上半身の質量中心が下腿の上1/3に位置すると下腿三頭筋が足部を底屈させる
- 大腿骨が脛骨の上に乗ることが重要
- 足部の位置が重要
- ハムストリングスの伸張反射が骨盤を押し上げる
- 重心移動に対して準備する筋活動
- 膝を曲げて足部を引き付ける力と骨盤の前傾で伸張反射が起こる力

　下肢の伸展では，膝を伸ばすことも重要ですが，それよりも，「大腿骨を起こす」ことを重要に考えると，より正常な「立ち上がる」動作のイメージが定着します．

iii 動作終了時
　iiで下腿三頭筋の上部1/3に重心が位置すると，スイッチが入ったように全身の伸展方向への筋活動が高まり，身体を上に押し上げていきます．
　このとき，固有受容感覚では足底面での圧変化・重心位置変化を検知していて，前庭感覚と視覚は地面からの立ち上がりを検知して，より姿勢緊張を高める活動に入っていきます．
　立位姿勢が完成すると，重心は両側足部の中心に投影され，結果，左右対称性と高い位置での頭部

保持，良好な姿勢アラインメントが得られます．

このようにすると，余計な筋活動を必要としない効率が良い姿勢保持が可能となります．

片麻痺者が陥りやすい立ち上がりの動作特性

片麻痺者では，これらの各段階における動作開始時の「先行随伴性姿勢調整」が，意識的な動作開始をすることによってうまく働いていないという結果が起こっている場合が多いようです．

例えば，多くの片麻痺の方が勘違いされている，「立つとは下肢を伸ばすこと」という意識的な理解です．「下肢を伸ばす」＝「膝を伸ばす」という脳内変換がなされ，動作の途中で足を突っ張ってしまうために起こる例が**図 2-18** です．

図 2-18 「立ち上がる＝下肢を伸ばす」という誤解による立ち上がり

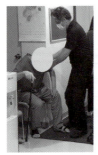
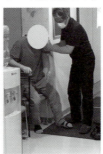
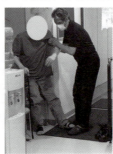
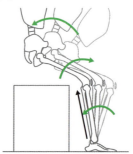

立ち上がるため前傾姿勢をとる

膝を伸ばしてしまい，腰が後方へ流れる

倒れそうになりながら立つので，介助量が多い

足関節の底屈が先に起こり大腿と下腿が両方とも回転してしまうと，身体を後方へ押し出してしまう

意識して下肢を突っ張り強引に立とうとしてしまい，足部の底屈が先に起こるため，後方に転倒しそうになる．家族介助であれば患者も介護者も転倒することを予測させる動作内容

この場合も，療法士をはじめ，病棟看護師なども，「対称姿勢が維持できていない」「両下肢をそろえて立っていない」「注意障害がある」などと理解しがちです．しかし，実際には，動作内容を「身体を前傾させて足を伸ばす」という言葉通りの理解で，「動作を意識的に覚えて」いるからだと理解できます．

また，その状態で身体を前に傾けてしまうと，足底へは荷重が反映されないばかりか，麻痺側股関節周囲筋の活動を度外視した力ずくの動作になってしまいます．下肢のアラインメントも，本来臀部への荷重が起こると自動的に中間位を保持するメカニズムがあるはずですが，それが破綻し，努力的な動作を実施する結果となってしまいます．すると，本来持っている麻痺側下肢の能力が消され，日常生活で「使わない麻痺側」が完成します（**図 2-19 ①**）．

このようなとき，療法士は口頭で「非麻痺手で下肢の位置を修正してください」と患者に指導しがちです（**図 2-19 ②**）．「対象者に普通の日常生活を送ってほしい」と願う療法士が，麻痺側の能力を

図 2-19　麻痺側下肢の能力が消される使われ方

①
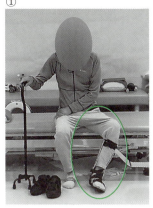
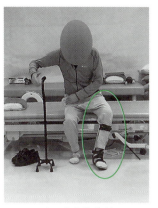

麻痺側下肢の　　　　　そのまま動作が
アラインメント不良　　遂行されている

②
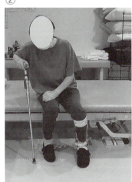
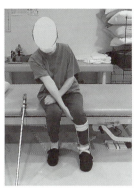
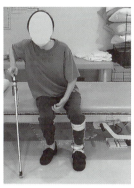
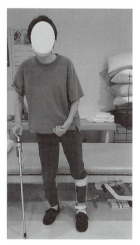

立ちあがろうとすると　麻痺足の位置を手で戻すが　「腰を起こしてみたら？」と　右下肢中心ではあるが，
麻痺足が外に逃げてしまう　うまく立てない　　　　　　伝えると，下肢は逃げない　軽く立ち上がれてしまう

使う機会を奪っているといっても過言ではないでしょう．

　この麻痺側下肢のアラインメント不良は，「姿勢緊張が変化する前に動き出してしまう」という，意識的すぎる脳の処理過程の問題と理解できます．
　下肢のアラインメントが整っていないのは，その背景に「麻痺側臀部の筋活動の低下」と，そこから起こる「身体感覚の欠如」，その結果の「骨盤の麻痺側への傾斜」があるからです．
　つまり，この片麻痺者の場合，そもそもこの状態では立ち上がりの練習に入れないのです．

　どのような視点で動作を見たらよいのか，具体的な話は第3章に譲りますが，ここでは「統合と解釈で何を把握するか」が重要です．
　「立ち上がりはお辞儀するように上半身を前に倒す動作」としか把握していないと，この状況を見ても「下肢の位置を（意識で）整えて，（意識で）上半身を前に倒す」という対策・指導しかできま

せん.

　動作内容として「骨盤を起こせない下部体幹の低緊張」があることはわかります．ただ，それが本当にこの方の「能力」なのか，あるいは何かしらの誤解で「能力を発揮できない」でいるのか．療法士としては，そこを意識して見極めてもらいたいのです．

　私たち療法士が目指す「日常生活動作の再学習」は，「意識で暗記する」ものではなく，「動こうと思ったときに勝手に身体が適応的に反応する」ことです．

　だからこそ，正常運動の内容を詳細に検討し，対象者の障害の特性と先行随伴性姿勢調整の特徴を考慮して，「どのような身体変化を感じ取ってもらうか」が重要なのです．

> **Point** 動作を意識的に覚えさせるのではなく，動こうと思ったときに勝手に身体が適応的に反応することを目指し，立ち上がりでの「身体の変化」を感じ取ってもらうように伝える

5 行動分析⑤ 歩行

　脳卒中を発症し身体の片側が麻痺してしまった片麻痺者の一番の願いは，「もう一度歩けるようになること」．「片手があれば何とか生活できる．でも，歩けないと何もできない」という言葉はよく聞かれます．
　もちろん，車いすでも一定の生活の質は担保できるので，それは誤解なのですが，それでも「車いすでの生活が一番いい」とは思えないことは理解できます．

　他の動物と「ヒト」を分ける「ヒト」の三大特徴は，「二足直立歩行」「道具の使用」「言葉の使用」だといわれます．根源的な「ヒト」としてのアイデンティティーにもかかわる，機能に対する切望のようにも考えられます．
　こう考えると，普段何気なく「二本足で立つ」「二足直立で歩く」ができるという事実が，いかに特別であるかがわかります．

　また，私たちはすでに忘れてしまっていますが，「歩行」と「転倒」は常に対にして体験してきました．
　お母さんのお腹から外界へと生まれ落ちた私たちは，約1歳ごろに「つかまり立ち」を覚え，「手を離すと尻餅をつく」ことを知ります．この頃は体重も軽く，しかもおむつを当てているので，尻餅をついても「怖い」ことはありません．外界を探索するのに夢中で，遊びながら移動能力を鍛えていきます（図2-20）．

図2-20 「転倒」とセットで習得してきた「歩行」

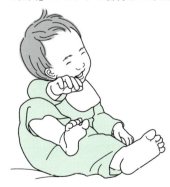

　2歳程度では駆け足ができるようになりますが，この頃の身体能力では「つまずいても踏みとどまる」ことはできません．前に倒れて膝をすりむいたり手に擦り傷を負うことは日常茶飯事でしょう．

しかし，転倒して痛くても手当てしてもらえ，身体の小ささから，「疲れた」「もう歩きたくない」と言えば抱っこやおんぶをしてもらえます．大人の庇護の下であれば，安全が守られた生活環境であることが多かったでしょう．

厚生労働省のデータによると，転倒での事故比率は4歳までが多いようです．つまり，1～4歳までは転倒は必発であり，歩行開始から3年間もトレーニングを積まないと「転倒を怖がらずに歩ける」ようにならないほど，実は「歩行」は難しいことなのです．

その特別で難しい歩行機能を片麻痺者が再獲得する過程で，私たちリハビリ専門職はどのような介入が望ましいのか．この節ではそんなことを考えてみたいと思います．

「正常運動要素と比較検討する」という視点

「歩く」という動作は，「立つ姿勢を保持しながら足が交互に進行方向に進み，振り出した足に体重を移すことの繰り返しで目的の場所に移動する」ことです．

片麻痺者が歩行能力を再獲得するために，「問題点」を洗い出し，「解決策」を見出して練習します．このために用いられるのが，こうした「歩行分析」という評価手段です．

「歩行分析」では，「正常歩行」と「対象者の歩行」を比較し，「その差異」を見出すことで，「正常に近づけよう」というアプローチを実施するというのが，一般的な運動療法で行われる方法でしょう．

例えば，「麻痺側の立脚期時間が短く非麻痺側をステッピングするように歩いてしまうからケイデンスが低い」という評価を得たとしましょう．ここからは，直感的に「麻痺側の支持性が乏しい」ことがうかがえます．

そこで，「麻痺側下肢への荷重練習」をすることで解決しようという方針を立てます．

この評価の流れは一見的を得ているように思えますが，本当にそうでしょうか？

まず，「麻痺側下肢の支持性」を検討してみましょう．

「下肢の支持性」というと「膝と股関節を伸展させる力」のようにも受け取れますが，「下肢の支持性」を決定する理想的な要素は，「股関節，膝関節，足関節」の可動性と安定性，骨盤の左右対称性，体幹部の正中指向と頭頸部の垂直維持（後述）であり，つまりは「骨盤から上の身体の重さを支えてバランスを維持」することです．単に関節を伸ばせればよいというわけではありません．

図 2-21 の片麻痺者は，麻痺側下肢をあたかも床にたたきつけるように関節すべてを伸ばして体重を支えようとしているようにも見えます．しかし，骨盤が麻痺側後方にねじれてしまっているため，「股関節で体重を支える」ことはできません．

この状態では，いくら「麻痺側下肢への荷重練習」を繰り返しても，体重を支える練習はできないでしょう．

多くの場合，リハビリ室でも，この片麻痺者の「麻痺足に体重を乗せられない」「怖い」という自

図 2-21　支持性が問題か？　パターンが問題か
発症から5年経過した左片麻痺例．外歩きが怖いとほぼ室内で生活されている

① 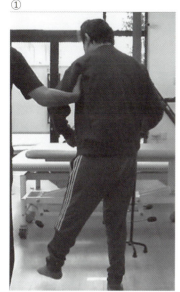　② 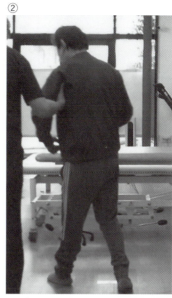　③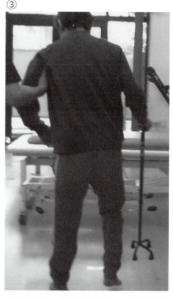

①骨盤を左後方に回転させて，麻痺側股関節を屈曲させることで下肢を振り上げる

②足部の高緊張をそのまま接地するので，内反尖足位で外側接地となっている

③その結果，麻痺側下肢への荷重が「怖い（支えた実感がない）」ので，すぐ右下肢を出してしまう

覚・実感と，療法士の「麻痺側下肢への荷重が不十分」という評価・観察は，ある意味で一致・共有されるため，「麻痺側下肢への荷重練習」は両者に必須の「リハビリプログラム」になります．実際に実施されていることも多いでしょう．

しかし，「随意運動は，姿勢制御と運動制御で成り立っている」ということを見落としていることが多いようです．この状態で練習を続ければ，ぎこちない動きを学習することになってしまいます．

> **Point**　随意運動は，骨盤から上の身体の重さを支えてバランスを維持するという姿勢制御と運動制御で成り立っていることを理解する

> **Column**　片麻痺者の運動誤学習
>
> 　脳卒中片麻痺者の最初に自覚する困難性は,「起きられない」「立てない」「歩けない」自分を自覚することからはじまると考えられます.
> 　患者本人も「立つ」「歩く」を意識的に,頻回に練習することで「不安感」を払拭したいと,潜在的にも感じているはずです.
> 　入院中の病棟で,「手すりでスクワット練習」に励む片麻痺者を見かけることも稀ではありません.
> 　そのような無理な練習を重ねることで,「誤学習」が進み,「骨盤をねじって立つ」ことが身についてしまうと,そこから先は,「内反尖足」で荷重できない片麻痺者特有の動きが出現します.
> 　つまり,「麻痺の延長で内反尖足」になるのではなく「誤学習の結果」内反尖足が出現するのです.
> 　そのような「誤解」が生じないためにも,早期に自然な荷重感を体験してもらいたいものです.
>
> 　私たちの動作メカニズムは,姿勢制御のメカニズムが運動制御に先行して起こり,準備されていることで滑らかな動作が遂行できます.
> 　実際に,乳幼児では「姿勢調整」を自動的な遊びの場面などで練習した結果,1歳ごろに歩けるようになります.
>
> 　下肢の支持性を練習するにあたっても,この「自然にできて,できる自分に気づく」ことを促すプログラム(介入方法)を検討することが重要だと,筆者は理解しています.

　前のような状態が「正常と違う」ことはわかっても,どうすればよいかのアイディアが出てこないのではないでしょうか.
　なぜ,そうなるのでしょう？　どのような視点が不足しているのでしょうか？

　ここで,臨床現場での下肢への交互荷重は,長下肢装具を装着して,静止姿勢で実施されているという場面に気づきます.
　しかし,実際の一側下肢への荷重と歩行時の交互荷重は,同じ動作なのでしょうか？
　そのことを詳細に吟味してみましょう.

図 2-22 片脚立位

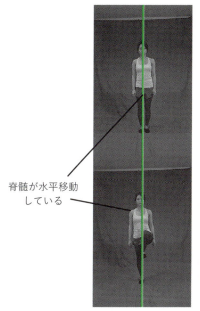
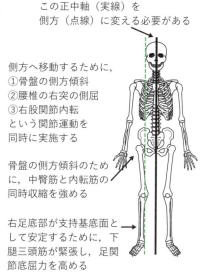

脊髄が水平移動している

この正中軸（実線）を側方（点線）に変える必要がある

側方へ移動するために，
①骨盤の側方傾斜
②腰椎の右突の側屈
③右股関節内転
という関節運動を同時に実施する

骨盤の側方傾斜のために，中臀筋と内転筋の同時収縮を強める

右足底部が支持基底面として安定するために，下腿三頭筋が緊張し，足関節底屈力を高める

片脚立位の荷重と歩行の荷重

ここで，静止立位の片脚立位（片足立ち）を考えてみましょう．

片脚立位では，立脚側の足裏の支持基底面に自身の重さを集中させるため，質量中心は横移動して完全に片側下肢に荷重されます．

すると，バランス維持のために調整されるのは足部の内反・外反や距腿関節の前後傾となるため，足趾の筋や前脛骨筋・下腿三頭筋は非常に微細な調整を要求されますが，股関節は中臀筋・大内転筋の同時収縮作用で固定されます（図 2-22）．

ところが，歩行では「片側下肢への荷重」と「推進力としての移動」が同時に起こります．

静止立位では，股関節の運動は固定的であったのに対し，歩行では股関節は運動し続ける必要があります．

このとき，左右への重心移動はほとんど起こらず，腰椎の選択的可動性と骨盤のローリングで上半身の重さを制御しています（図 2-23）．

つまり，単純に麻痺側下肢への荷重練習をするだけでは，歩行時の「下肢への荷重＆股関節上での移動」は練習できない，ということがわかります．

> **Point**
> 片麻痺者の「問題点」を洗い出し，「解決策」を見出すためには，「正常歩行」の観察視点と対象者との比較検討を全身に広げる必要がある

図 2-23 歩行の1周期と重心移動

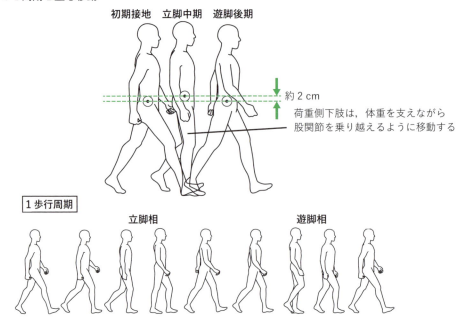

荷重側下肢は，体重を支えながら股関節を乗り越えるように移動する

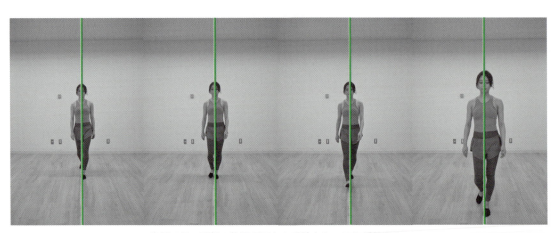

歩行では，頭部の位置がほとんど動かないことがわかる

歩行の正常要素の再確認

歩行効率の良さとは，すなわちエネルギーの消費が少ないことを意味します．エネルギーの消費が少ないとは，筋肉を「意識的に」使うことは決してない動作であるという意味です．

また，巷では当たり前のように「踵からついてつま先に体重が抜けるのが正しい歩行」だと教えます．
神経科学と運動学を学ぶものとしては，「これが正しい歩行」といわれると違和感を覚えます．

できる限り余計な筋活動が伴わず，足部の機械的メカニズムを活用するための「歩行の正常要素」を「骨盤を含む下肢の運動要素」と「骨盤から上の姿勢調整要素」の2つの側面から考えてみます．
歩行動作として「自然にその足部の状態になるメカニズム」が重要であると考えるからです．

自然な歩行のメカニズムとはどのようなものか，少し復習しましょう．
「歩行」を，図2-24のフェーズに分けて考えてみましょう．

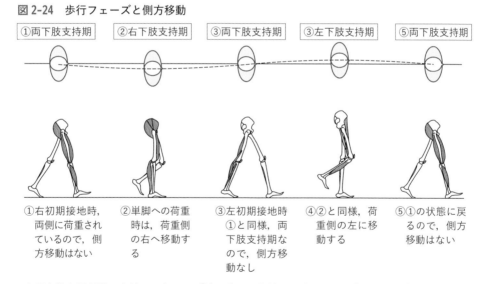

図2-24 歩行フェーズと側方移動

大阪大学人間科学研究科の研究では，「歩く際には体幹は下肢の動きに合わせて支持脚側へ動くが，頸部の動きがそれをある程度代償するため，頭部の角度変化の振幅は1度程度に押さえられることが判明した」とされている（平崎鋭矢：歩行中の頭部の冠状面内での動き．バイオメカニズム．**19**：117-124, 2008）

股関節の上で骨盤が移動し姿勢調整が起こる体重移動を中心に歩行を考えると，側方移動の量よりも前方移動の量が多いことがわかります．

　単純な「立脚練習」では，この「前方に移動しながら支える」というフェーズの練習ができません．また，「歩行」での下肢の筋活動は，「股関節周囲」で調整されていることがわかります．

　単なる片脚立位（片足立ち）の練習は，足部でのバランス維持と下腿を中心とした筋緊張の調整練習であるのに対し，歩行での体重移動は主に「股関節周囲筋」の調整です．

骨盤の回転運動で重心移動の振幅を最小に

　歩行の一番単純なモデルは「倒立振り子」といわれ，支点が足部，棒は下肢，重心は身体の質量中心にあたります（**図 2-25**）．

　質量中心が頂点にあるときに一番高い位置エネルギーをもち，棒の先端が支点になる状態で質量中心がある方向に傾くと，重力によって棒はその方向に倒れ，回転運動が起こります．2 本の棒（下肢）に保護伸展反応が起こり，ステッピングというバランス能力で重さを受け取り，慣性でまた高い位置に質量中心が置かれます．

　こうした循環によって移動が達成できます．

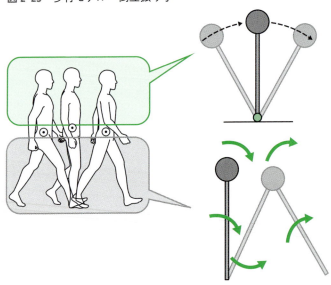

図 2-25　歩行モデル　倒立振り子

　経済的な歩行は，できるだけ重心を上下左右に動かさずに水平移動できるものです．これを達成するために，上下動と左右動は骨盤の回転と膝の屈伸で調整されています．

　図 2-26 のように，骨盤が下肢の交互運動に連動して側方傾斜と回旋を組み合わせた，あたかも転がるような運動が観察できます．

　この骨盤の動きは，股関節と腰椎の可動性に依存します．したがって，股関節や腰椎の可動性や支持性に問題を抱えていると，エネルギー効率の悪い歩行しかできないことになります．

図 2-26 骨盤の回転と膝の屈伸による上下・左右動の調整

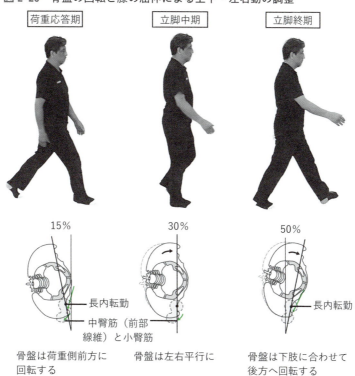

　静止時の片脚立位とは違い，歩行中の側方重心移動では，一足下肢への完全な荷重は起こらないという点が重要です．

　「一側下肢への荷重」とはいうものの，実際には体重負荷は前方推進力に置き換わっていて，骨盤から上の重さは，下肢によって100％支えられているのではなく，どちらかといえば，「下肢の交互運動で，あたかも骨盤から上が空中に浮いているかのように前方に移動している」のです．

> **Point** 一側下肢への荷重練習ではなく，下肢の上で身体質量中心が移動する練習が重要

足部の3つのロッカー機構

一方，足部の固定性を担保するのは，3つのロッカー機構です（図2-27）.

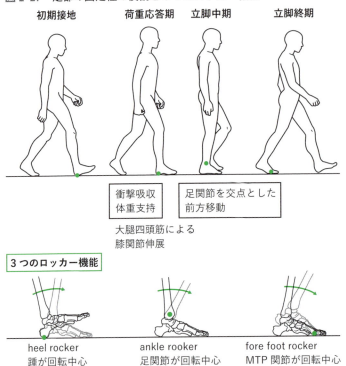

図2-27 足部の固定性の役割と3つのロッカー機能

i 初期接地（initial contact）期

歩行周期の初期接地期はheel rockerです．

踵骨を中心とした回転運動が起こるには，距腿関節での固定性が必要ですが，そのメカニズムは，距腿関節の構造に依存します（図2-28）.

図2-28 距腿関節の形状と動き

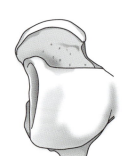

① 距骨滑車上面の構造は，前方の幅が広く，後方が狭くなっている．足部背屈時に距骨が脛骨の下に入り込んでいくと骨同士がかみ合う

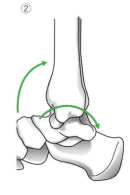

② 足部の背屈は，距骨が脛骨の下に潜り込んでいく

ii 荷重応答期（roading response）から立脚中期（mid stance）

足関節が底屈し（足部が地面に平らにつく），足底全体が荷重を受け，脛骨が支点に対して前進するときに働くのは ankle rooker です．質量中心が前方に傾斜するよう，足関節での回転運動が必要です．

このとき，足部はただ地面に置かれていたらいいのではなく，「積極的に荷重を受け，脛骨の移動に対する支持基底面の変化を受け入れる皮膚・筋・腱活動の変化」が緊張の変化として足底腱膜や足底筋群で作り出されます．

つまり，積極的に底屈方向に徐々に力が入るような loading response が必要であり，前脛骨筋と下腿三頭筋の協調性が重要であると理解できます．

iii 立脚終期（terminal stance）

後方に残した足部の踵が浮く段階での fore foot rocker では，前足部の回転が必要です．

前足部の回転は，中足趾節関節の巻き上げ機構に影響する，足部アーチの粘弾性が重要です．

「巻き上げ機構」とは，前足部に荷重が及び，足部 MTP 関節に他動的な背屈が強制されると，足底腱膜と連結によって足底腱膜の緊張が高まり，足部の剛性を高めてくれるメカニズムです（深足底腱膜は，近位指節骨に付着する）．つまり，つま先で意識的に体重を押し出さなくても，足底腱膜がスプリングのように働いて勝手に体重を押し出してくれるのです．

歩行は，このような骨関節や靱帯という生得的に備わった身体の構造を利用して，「積極的な筋活動」を使うエネルギーを消費しないように調整された動作といえます．

「怖い」という感覚の正体は？

日常生活での歩行を考えるとき，私たちを取り巻く外界環境は多岐にわたる様々な側面があり，それを考慮せずには考えられません．

平坦であると認識していた歩道が，実は雨水を逃がすために車道側に傾斜しているとか，視覚障害者用の点字ブロックが大変不安定だとか，片麻痺者が外出してみると様々な困難が感じられるでしょう．

そのすべてに共通する困難さは，「怖い」という感覚です．片麻痺者は，立位ですでに高いバランス能力を要求されており，「怖い」のです．そのバランスを崩しながら再度立ち直るという動作の連続である歩行は，さらに「怖い」感覚を覚えるものと思われます．

では，歩行の動作特性における「怖い」感覚の中身を検討してみましょう．

一般的な片麻痺者の障害像では，「麻痺側下肢の支持性が低下している」ので，歩行における「下肢の支持性」が問題と考えられます．

仮に，「支持性」だけの問題であれば「下肢装具」を装着すれば解決しそうに思われます．

しかし，これまでの説明の通り，効率的な歩行は無意識のレベルで繊細かつメカニカルに制御されています．このため，ほんの些細なことで転倒につながる感覚を生み出しやすいと考えられます．

遊脚期に身体の移動が止まると転倒につながりますが，麻痺側下肢に装具を装着した荷重応答期に，「踵のロッカー機構が働かず，装具の硬い足底面しか感じ取れない」としたら，そこで身体の前方移動の加速度が止まります．対側の非麻痺側下肢は遊脚相に入って空中に浮いているのですから，この瞬間に加速度が減少すれば，「転倒の危険」を感じて当然の瞬間です．

書き出したらきりがないくらいの「転倒恐怖」を感じている片麻痺者は，代償動作で歩くことを強いられます．その結果，「効率性は度外視で，とにかく移動できる手段」としての歩行を再獲得するのです．

また，認知的側面で，座位と立位で変化する「床から目までの高さ」の変化をうまくとらえきれない場合，高さの差による筋緊張の変化が起こせないので，床までの高さそのものに恐怖を感じることもあるようです．

さらに，歩行中の胸椎回旋は，麻痺側上肢の重さで邪魔され自由に動かないので，頭部に過剰な揺れが生じ，影響してしまいます．

このように，重ねがさね「恐怖を感じることが当然」の原因があるような状況で「歩行練習」を繰り返ししている片麻痺者が大勢いることでしょう．

> **Point**　効率的な歩行は無意識レベルで繊細かつメカニカルに制御されている．転倒しそうな「怖さ」が生じるのは当然なので，歩行練習では対象者の受け入れられるスピードやタイミングなどを考慮することが重要

健常者と片麻痺者の歩行時の姿勢変化

正常歩行の基本的な知識を整理したうえで，健常者と片麻痺者の歩行時の姿勢変化を確認します．

「運動」という側面の機能だけでなく，「行為」として日常生活の中で観察される様子を想像しながら，感覚・知覚的な歩行動作介入のポイントを見てみましょう．

図2-29のように，健常者の歩行姿勢は時々刻々と変化しますが，片麻痺者はほとんど変化がないことがわかります．この現象の何が問題なのでしょうか？

姿勢制御とは，「自身の質量中心を支持基底面の安定性限界内に投影できるよう，骨関節のアライメントを調整するための筋活動の制御」です．

つまり，歩行における姿勢制御の重要なポイントは，「狭い足底面の中に常に質量中心を反映させ続ける」ことであり，「交互に重心を移動させるたびに，さらに狭い足底面内での移動時の姿勢制御をする」ことです．

図2-29の臀筋の作用も，単に下肢の運動に影響しているだけでなく，骨盤の左右傾をコントロー

図 2-29　健常者と片麻痺者の歩行時の姿勢の変化

●健常者
歩行の目的に応じて，どんどん変化する姿勢

①

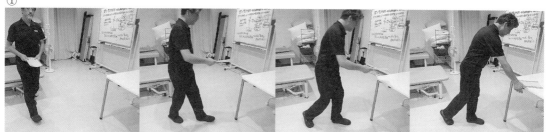

ノートをテーブルに置く．身体がテーブルに向いて移動している

②

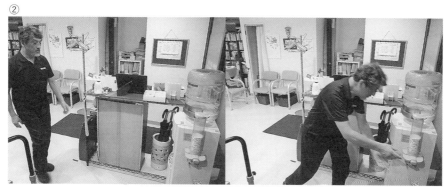

給水機で水をくむ．給水機に近づくまで普通の歩行だが，近づくと次の行為に入るために減速し，姿勢を屈める準備をする

●左片麻痺者
カメラに向かって歩くよう依頼しても，身体はどの場面も同じように左を向き進む．治療台に座る際にも，腰をかがめない

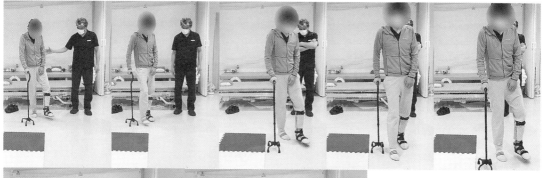

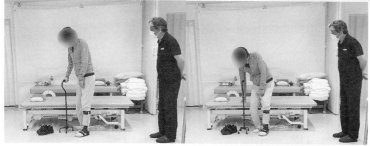

ルし，結果的には脊柱の動きを制御しています．その制御は，足底面に確実に質量中心を反映させるメカニズムにもなっているのです．

片麻痺者はなぜ姿勢変化が起こらないのか？

以上を加味して，図 2-21 を改めて観察すると，
「頭部が大きく揺れている，左右ともに下肢が後方に残されていない」
「左下肢を強引に前方に持ち上げているようにも見える」
ことがわかります．

この歩行になってしまう要因は，下肢の支持性でも（右足を出すことはできている）運動障害でもなく（代償的ながら前に出して右下肢を出せている），「骨盤が起きていないこと」が主たる要因であるように見てとれます．

これらのことから，片麻痺者の歩行中の変化しない姿勢は，「片麻痺者の歩行中は，姿勢制御という側面が実施されていない」ということをうかがわせます．つまり，「バランスが悪い（変化しない）」ということです．

左右への重心移動がほとんど観察されない歩行では，一側下肢への荷重時でも実はその重心移動は瞬間的で，移動方向への推進力を作り出し倒れる寸前に下肢を入れ替えて歩き続けているということが観察されます．一定の速度は必要と理解できます．

このようにバランスが悪ければ，「恐怖」を感じても決しておかしくありません．第三者視点では，「足は交互に動いて体重をよく支えているように見える」歩行も，その間の姿勢変化が認められないときは，「実は恐怖を感じている」と理解してもよさそうです．

このとき，療法士の思考は「なぜ姿勢変化が起こらないのか？」という点に的を絞ります．
「健常者の姿勢はなぜ変化するのか？」という疑問に置き換えることもできます．

健常者では，身体側面としての「筋肉の強さの状態」「筋肉の収縮度合いの適合性」「感覚閾値や諸感覚受容器の正常性」「脳内での感覚の受容・加工・運動への翻訳の正確性」によって，歩行中の姿勢は適切に保たれます．

しかも，その「歩行」という動作は便宜的な移動能力であり，活動の本当の目的は，「ノートを置きに行く」や「水を飲むために給水機に近づく」です．

健常者の視覚では，「対象物を特定し，そこに注意を集中しつつ距離感を判断基準に，歩行という手段で対象に近づく」という運動を実行して成功につながる判断をしているはずで，だからこそ「身体は対象に向き続けて」いると考えられます．

つまり，「歩行中の姿勢保持は，単に質量中心を安定性限界内に留めておくためだけではなく，『対象に向かって近づくように動いているか』の判断に基づいて姿勢を調整する」という作業もしていると考えられます．

それが端的に表れているのが,「階段を降りる」ときの視線です.

健常者は,最初の1段では,目は足部の位置を確認するため下を向いています.しかし,足を降ろしはじめればその後向かう方向に視線は向き,それに伴って体幹部は起きている様子が確認できます(図2-30左).

ところが,片麻痺者の歩行ではずっと下を向いていることに気づきます.階段に差し掛かり,足を降ろす瞬間には体幹部が起き上がっている様子が見てとれます.しかし,足を降ろしはじめても視線は足元に注がれ下を向いたままです.体幹部はより屈曲を強めて,その結果上肢の連合反応が増しているように見えます(図2-30右).

この片麻痺者の歩行中の主な問題は,足部の位置を視覚で確認しなければならないことにあります.

つまり,その身体側面の問題に加え,視覚代償で麻痺側足部の位置を確認することにより,目的となる対象の位置を見てそこに向かう行為ができなくなってしまうので,身体はさらに対象に向きづらく,体幹が起きる機会が少なくなっていることがさらに歩行を難しくしている側面であると考えられるのです.

図2-30　健常者と右片麻痺者の階段降下時の姿勢の変化

●健常者

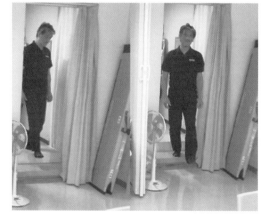

●右片麻痺者

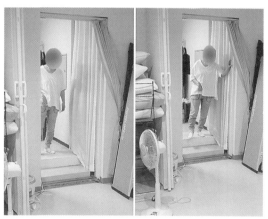

以上,正常歩行という機械論的な運動の側面と日常生活での移動という感覚・知覚・認知を含めた行為という側面で知識を整理しました.

この知識を基礎に置いて,片麻痺者の不安定で画一的な歩行を,①(麻痺や脳損傷による)筋肉の特性,②感覚・知覚・認知という情報加工の特性,③主観的な自身の状況の理解という側面で一覧表にしてみました.ここから,片麻痺者の歩行の特徴と介入のヒントを探っていきましょう.

表 2-3 片麻痺者の歩行の特徴

	不安定性	非対称性	代償性
①麻痺など筋活動の側面	支持性低 下筋活動のタイミング不良 関節運動の硬さ	非麻痺側の姿勢制御は働きやすい 麻痺側上肢がバランスを阻害する	視覚での確認が優位となり体性感覚・固有受容感覚的な動作にならない
②感覚・知覚・認知	麻痺側身体の知覚低下 機械受容器の閾値の差	顔がまっすぐなので身体もまっすぐであるという誤解	視覚代償による下肢の運動を再現するため、効率の悪さを修正できない
③主観的状況理解	麻痺があるから支えられない、という先行した恐怖感	代償による非対称性を認識できないほど過剰な努力で動作を遂行	代償に対する代償を積み重ね、誤学習している

　片麻痺者の場合，表2-3のように「不安定で痙性パターンに支配された代償性」の歩行を獲得する方が多いと理解しています．
　体幹の姿勢保持が変化しないため，潜在的な「怖さ」を感じているはずの症例では，麻痺側下肢に荷重されている事実にも気づきにくく，意識的にも動作を修正することができません．
　しかし，姿勢が変化しないからと，例えば図2-29の左片麻痺例に「カメラを見て」という言語指示をするなど，姿勢の変化を練習させるという短絡的な判断をすることは，片麻痺者の運動再学習を妨げる可能性があります．姿勢の変化の少なさは，図2-30の右片麻痺者の例に見られる「視覚代償による姿勢調整機会の減少」のように，何らかの結果起こっている現象かもしれないからです．

　このような判断・思考の短絡さは，「身体の硬さ」を判断するときにも注意したいところです．
　「身体が硬いから歩行中に姿勢変化が得られず，バランスが悪い」→「身体を柔らかくすればよい」という判断は半分正解ですが，それだけでは足りません．
　身体の硬さも，「何らかの感覚要因の結果」だと考えれば，「片麻痺者が歩行中バランスを崩す要因になっている感覚・知覚・認知に関して，感覚をうまく受け取り，うまく加工し，運動にうまく翻訳できるように促す」という介入方法を選択するにあたって，重要なヒントです．

　実際に図2-29の症例の歩行に介入してみると，視覚代償を多用する背景には，麻痺側の緊張の変化が小脳に届かない脳の受容・加工にあることがわかります（詳細は第3章1参照）．この左片麻痺者の特徴は，「目」に現れています．対面でその目を見ると，常に眠たそうな半開きの状態が観察できます．
　つまり，この左片麻痺者は，JCS1-1程度ではありますが，「覚醒の問題」を未だ抱えていると考えられます．左側身体に介入してみると傾眠傾向を示すことからも判断できます．
　つまり，左の感覚を受け取る準備がそもそもできていない，というのがこの方の問題でした．
　「歩行の姿勢制御に注目する」ことは，運動としての側面でも重要であり，同時に，片麻痺者の歩行の問題は，麻痺から生じる筋肉の弱さだけでなく，脳内の情報処理過程や覚醒によっても引き起こ

される現象なのだということを覚えておいていただきたいと思います．

> **Point** 片麻痺者の歩行の問題は，麻痺から生じる筋肉の弱さだけでなく，歩行の姿勢制御や脳内の情報処理過程，覚醒程度によっても引き起こされる現象である．

1) 上田 敏：高次脳機能障害とリハ―その障害学的特徴について―．リハ医学．36：31-42, 1999

6 麻痺側上肢への介入

麻痺側上肢と注意機能について

　脳卒中後遺症の片麻痺では,「損傷脳と反対の上下肢に運動麻痺が出現」します.

　多くの場合,医療的リハビリの現場では,移動動作の再獲得のため,麻痺側下肢への荷重練習や歩行練習を積極的に行います.それに対して,「麻痺している上肢・手」は,ある程度の随意性が確認できれば「積極的な練習対象」になりますが,動きが少ない場合や,動くけれども空中で留めておけない場合,亜脱臼や疼痛がひどく療法士の介入を拒否する場合など,積極的に介入しない方針を立てられてしまう場合が非常に多いと感じています.

　さらに,片麻痺者の側でも,「手は片方あれば何とか日常生活ができる.歩行を中心に練習したい」という意識になりがちのように感じます.

　この差は,いったいなぜ起こるのでしょう?

　一つには,「立って歩くことが大切」「そのためには両足の荷重が必要」「麻痺している下肢でも体重を支える練習は必須」という強い意識があるからでしょう.加えて,足は否が応でも目に入る機会が多いため,意識にも上りやすく,「早く足が動くようにならないかな?」と期待をもちやすいと考えられます(図2-31).

図 2-31　身体への主観的イメージ

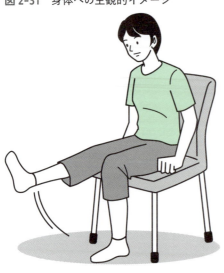

・足は目で確認しやすい
・立つときには両足で立つという強いイメージがある

それに対して，「上肢」は，「片方の手があれば，とりあえず何とかなる」という意識になりやすいようです．日常生活で両手を使う機会が，あまり思い浮かばないからです．
　「上肢機能の回復」に対する期待が低く見積もられる要因は，「お椀を持てなくても，片手で箸が使えれば食事はできる」「服も動く方の手で着られる」という勘違いです．本当は，「両手があるから箸がうまく使える」「両手が動くから服の袖にうまく手を通していける」のです．
　しかし，手という身体部位は役割分担がはっきりしています．主に意識に上る「箸を持つ」「服を着せる」手とは反対の手が，無意識レベルで「お茶碗を動かないように支え，箸の入る方向と逆の方向に力を入れて支えている」という事実は無視されてしまいます（**図2-32**）．

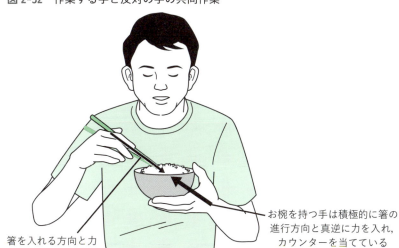

図2-32　作業する手と反対の手の共同作業

　このように，そもそも手の持つ役割や仕事が，意識されやすい側と意識に上りにくい側に分断されている傾向がある上に，麻痺側上肢に随意性が認められない場合は治療対象にならないという暗黙の認識が，医療者側にはあるように思われます．
　その理由の一つは，「基本動作には上肢機能は関係ない」という誤解と，「そこに時間をかけるよりも，もっと日常生活に即した動作練習を増やした方が『治療効率が良い』≒早期退院を促しやすい」という医療経済の側面にも基づいた「人間理解の誤解」が存在するように思われます．

> **Point**
> 上肢の役割は誤解されている傾向がある
> 上肢は，視野に入らないと意識に上りづらい傾向がある

上肢のもつ役割——バランス，身体図式，感情？

図2-33 両側の均等な長さの枝で安定を得る

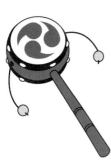
でんでん太鼓

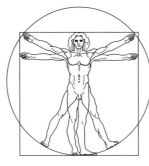
人体の調和

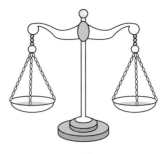
秤

図2-33からもわかる通り，「両方に均等な長さの枝があると中心は安定しやすい」という物理法則があります．このことからも，「上肢」という存在が「身体のバランス」に寄与することが理解できます．

一方で，脳卒中片麻痺者の麻痺側上肢がどのような状態かを観察してみると，図2-34のような状況がわかります．

立位での「バランス能力」とは，端的にいえば「足裏の狭い面積の中に体重をかけ続け，倒れないように調整するシステム」と表現できると思います．

図2-34②の左片麻痺例でいえば，「身体の中心が両足で囲んだ中心にあること」が達成できていません．

バランスがうまくとれていないので，全身や身体の一部を硬くして「強引にでも足の上に体重を置いておく」ために過剰な努力を強いられている姿勢に見えます．

この状態は，「足の支持力」ではなく，「肩甲骨を含んだ上肢帯全体の状態」で決まります．右片麻痺者の「緊張が低い上肢」も左片麻痺者の「緊張が高い上肢」も，ともに後ろに引かれています．

肩甲骨‐腕‐手‐手先が一つのユニットとして作用する上肢帯が後ろに引かれているということは，片麻痺者は「身体が麻痺側後方へねじれるような感覚」を受け取っているはずです．

図2-35は，立位姿勢保持時の骨格です．両足で囲んだ枠内に体重の中心を維持するためには，補助線（色線）で示すように，「肩甲骨下角が座骨結節と踵」の延長線上にあることが条件です．

多くの片麻痺患者の「麻痺側上肢・肩甲骨」は，この位置を保持するのが非常に苦手です．

図 2-34　脳卒中片麻痺者の麻痺側上肢
①右片麻痺例

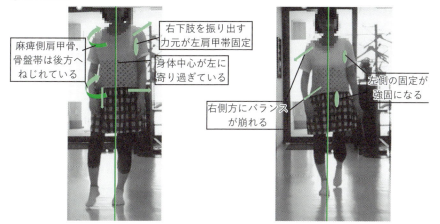

②左片麻痺例

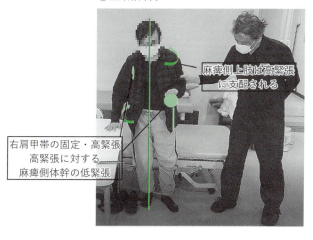

図 2-35　立位姿勢保持時の骨格と体重の中心の垂直線

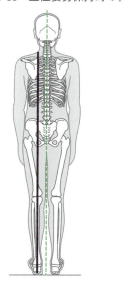
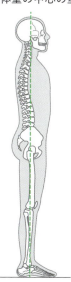

図2-36 左片麻痺例の背面

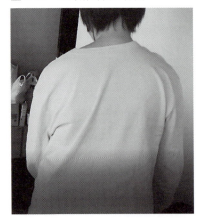

図2-36では，麻痺側肩甲骨は下がり外に開いていて，全く麻痺側下肢の上に荷重できていません．

この状態でも日常生活は装具・杖なしで歩行可能，小走りもできるレベルの方ですが，長距離（10分ぐらい）歩くと「疲れてしまう」と訴えられます．「疲れてしまう」要因は，「麻痺側肩甲骨の位置がずれていて体重が下肢に乗っていないので，姿勢保持に無理があり，筋疲労が早い」からだと理解できます．

つまり，歩行能力を向上させるために，麻痺側上肢を治療対象に介入する必要がある方もいるのです．

> **Point**
> 人の身体は左右対称でバランスがとりやすい構造をしている
> 麻痺側上肢の位置によってバランスの状態が変化する

基本動作に影響する上肢の重さについて

基本動作に上肢の重さがどのように影響するのかを検討してみましょう．

図2-37 上肢が動作に参加しない起き上がり動作

右片麻痺例

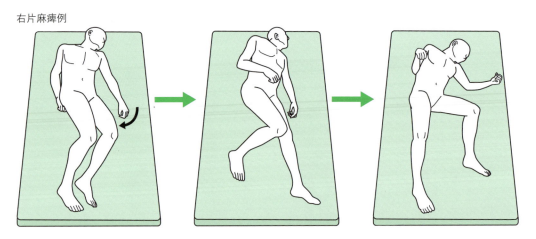

図2-37では，動きはじめの最初から，右上肢が身体の後ろにあり，右肩を前に出すことができないため，結果的に身体は起き上がらず「顔だけ」が横を向いている様子が見られます．

この状態は様々な側面で評価・分析・解釈されますが，その中の一つ，「身体図式」に麻痺側上肢が反映されないという側面を考えます．

図2-38 脳内で表現される自身の身体の空間位置

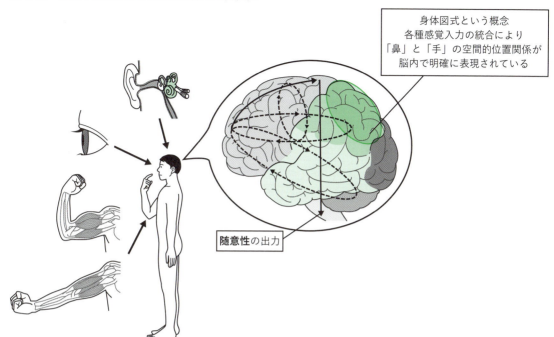

身体の空間位置が脳内で表現されていないと，自身の鼻に指をつけるという動作は適切に出力できない．同時に，関節の運動パターンや手のひらの向きが内部モデルに保存されていないと，適切に鼻に触れることができない．これらの運動調整が起こせる背景に前庭感覚・視覚・体性感覚や固有受容感覚入力が必要

「身体図式」とは，「視覚（目からの感覚情報）」「平衡感覚（内耳の半規管，耳石器）の感覚情報」「筋・靱帯・皮膚からの固有受容感覚情報」が頭頂葉に集合し，その感覚を加工・統合した結果，身体の空間での位置を再現するという概念です．「運動を実行する際，どの程度の筋活動をどの方向にどの程度動かすと目標が達成できるか」を運動神経が知るための情報といわれます（第1章3，図2-38）．

片麻痺者の麻痺側上肢は，急性期から弛緩や痙性麻痺などで自由に動かないばかりか，脳の炎症などによる覚醒の低下で筋緊張が低下しているため，「接触している感覚」が「身体図式」に固有感覚として反映されづらくなるといわれます[1,2]．

つまり，筋緊張が低下していると，皮膚の弾力性や筋の伸張性が低下し，「触っている」「動かしている」感覚が，フィードバック情報として入力されにくくなるということです．

これは，実際の運動神経の損傷以上に「麻痺の状態を重症に見せてしまう」要因の一つとなり，「上肢が自分の身体の一部という認識」から離れてしまいやすく，このため「動かして練習しよう」という意欲も湧かないと想像できます．

それが理解できれば，再び動かせるようになる可能性は低くても，自身の身体の一部という認識を得るため，麻痺側上肢に治療介入して，起き上がり動作の中で麻痺側上肢を忘れないように練習することは大変意義のあることではないでしょうか（第3章6参照）．

手による日常生活の「表現」と「平衡感覚」

上肢だけではなく、「麻痺手部」への介入についてはどう考えたらよいでしょうか？

私たちが「これはどうしても人に伝えたい」と熱を込めて話すときに思いが強く表れる身体表現は、「身振り手振り」といいます。また、無言で生活の一場面を再現するパントマイムという演劇表現もあります。このとき私たちは、演者の姿かたち、手の位置や向きで、感情まで読み取ることができます（**図2-39** 左）．

また、幼児の社会性の発達で重要な心理学的概念に、「三項関係」というものがあります。これは、親や養育者が「あれ，これ，それ」など指差した方向に幼児が興味を示し、親と一緒に対象を眺め認識する「共同注意」という心理過程に支えられ発達するといわれます[3]．

これらのどの場面を想像しても、「感情と手の表現」はついて回るように理解できます．

一方、猫のヒゲは、外界の空間認知や空気感を認識する感覚器官であるといわれます（**図2-39** 右）．人の「手」も同様に、感覚器官として弁別能力に優れ、目の代わりに「触れる」という行為で外界を認識するように設計されています．

見てきたように、「手」には、様々な機能や側面があります．

「動かない麻痺手に介入しない」という選択は、人間として日常生活や社会生活を取り戻すことを阻害してしまう可能性があるのです．

図2-39　感情の表現をする部位

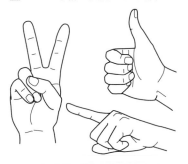

人は手で感情を表現する

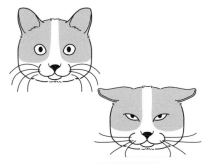

猫はヒゲで感情を表現する

手の機能は感じ，表現すること

「随意運動」の神経のメカニズムは**図1-6**（p15）と**図2-38**のように考えられています．

中でも大脳基底核（神経核の集合体）は「快不快」の判断基準をする部位で、「筋緊張を調整」する役割も担っています．

仮に麻痺が重度で動く可能性が低い麻痺側上肢でも、自分の身体の一部と認識され注意を向け続けられるようになると、筋緊張が変わることがあります．

大脳基底核はドパミンという神経伝達物質を使い、基底核回路の調整から筋緊張の選択や不必要な

動作を排除するフィルター役を担っています．その入力部である「被殻」は，かなり強力な入力がこないとその情報を受け取らないという特徴があります．この「かなり強力な入力」とは，「麻痺手の練習」に対するモチベーションや，回復への期待に満ちた「麻痺手の練習」などです．「麻痺手が自身の身体の一部」という認識が生まれるためにも，実は期待をもてる「麻痺手の練習」が必要なのです．

　感覚と感情表現豊かな「上肢」「手」に介入するには，注意を向け続け期待をもち続けられるような課題の選択が必須です．注意機能とは，情報の選択そのものです．種々雑多な感覚情報から「今，必要な情報」を選び，そこに持続してフォーカスし続ける必要があります．
　日常生活の中で，例えば散歩など，足での歩行がメインの課題中でさえ，「手」を使わない時間はないといっても過言ではありません．注意を向けていなくても，手は様々な感覚を受け取っており，その中からアンテナに引っかかる感覚情報が入力されると，それに自動的にフォーカスする「周辺抑制」というメカニズムももっています．
　佐々木は，「知性はどこに生まれるか」の中で，「地下街の曲がり角にある鉄の扉にはペンキのはげた個所がある」と説明します．「このペンキのはげた個所は人の手が当たる高さに等しい．つまり，ここを通る人は方向を変えるときに壁（に触れるという感覚〔筆者加筆〕）を使っている」といいます[4]．

　このように，「意識には上らないけれど手で触れて確認している感覚情報」が，日常生活にはあふれています．あるいは，そのあふれる感覚情報に触れることで，「手の感受性」を維持しているのかもしれません．
　そのような感受性に富んだ「上肢」「手」に治療介入して練習する場合には，「触れている感覚は何か」を無意識のレベルで弁別する過程に療法士の注意を注ぐことが欠かせないと考えます．

> **Point**　随意性の再獲得は難しくても，「身体の一部」という認識が生じる介入は，生活の質を変える

1) Luria. AR：神経心理学の基礎　脳のはたらき　第2版．創造出版．2019, p85
2) 山本伸一：脳卒中×臨床OT―「今」リハ効果を引き出す具体的実践ポイント．株式会社シービーアール．2020, p5
3) 森岡 周：発達を学ぶ―人間発達学レクチャー．協同医書出版社．2015年, p71
4) 佐々木正人：知性はどこに生まれるか ダーウィンとアフォーダンス．講談社．1996, p11

Column　身体図式と内部モデル

「カップにコーヒーを注ぎ，飲む」という動作では，以下のようなことを決める必要があります．

① カップまでの距離

私たちは，カップまでの距離をどのようにして知るのでしょうか？　目で見るという行為では，「目とカップまで」の距離を予測しますが，実際の動作は「現在手がある位置からカップまで手を伸ばす」です．つまり，「手とカップの距離」を知る必要があります．

② 手の位置や動かし方

手がどこにあるかは，その瞬間にしか決まりません．カップを取りに行くのは，本を読んでいてページをめくった手や，こたつのテーブルでミカンの皮をむいた手かもしれません．練習時によくする「太ももに乗せていた手」からリーチする日常生活場面など，あまり思いつきません．

つまり，日常生活では「手がどこにあっても，カップに伸ばすとカップに手が届く」を実現させる必要があります．このとき，どのような基準が関節の角度や筋活動の量を決めるのでしょうか？

③ 口の位置

「口」は，自分の目では確認できません．にもかかわらず私たちは唇が火傷しないように，熱いコーヒーカップを触れるか触れないかの位置に留め，「フーフー」と息を吹きかけて冷ますことができます．さらに，「空気と一緒に熱いコーヒーを啜りこみ，冷やしながら口腔内に取り込む」という神業を，「本を読みながら」遂行します（図 2-40）．どうして「口」の位置がわかるのでしょう？

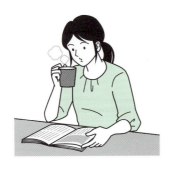

図 2-40　【神業】コーヒーを吹いて飲みつつ本を読む

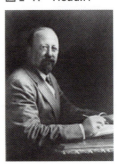

図 2-41　Head.H

1911年，イギリスの神経科医 Head.H（**図 2-41**）と Holmes.G は，臨床観察記録から「Body Schema（身体図式）」(第1章3参照）という概念を提唱しました[1]．これは，「身体の空間位置を知る」ための「知覚の枠組み」として理解されています．

 つまり「②手の位置」や「③口の位置」を，この身体図式という「知覚メカニズム」で知ることによって「関節の角度と筋活動の量」が決まってくるというわけです．

 この身体図式は，単に「自身の身体の空間位置」を知るだけでなく「自身を中心座標とした対象物」の位置関係も表現するといわれます．

 Head の発見した現象は，「当時の社交界でごてごて飾り付けた帽子をかぶった貴婦人が，いとも簡単に帽子の先端の飾りまで自身の身体のように扱って人込みを優雅に歩きまわる姿．その貴婦人が，頭頂葉の梗塞で今までの優雅な身のこなしを失った」ものです（**図 2-42**）．つまり，「裾の広いスカートの端も帽子の先端も自身の身体のように扱える」不思議が，「脳の活動の結果」であることを示したのが「身体図式」という概念なのです．

 その対象物は，「目の前のコーヒーカップ」にも及びます．

 入來は，**図 2-43** 左のイラストのようなエサをとる実験をニホンザルで実施しました．「手だけで餌を受け取る」だけの経験では自身の近接空間への反応が狭かったのに対し，「熊手で餌をとる」活動の後には視覚的に反応する空間が広がったことをニューロン活動で証明しました（**図 2-43** 右）．

 このニューロン活動は，頭頂葉の頭頂間溝で発見されています．

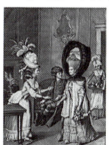

図 2-42 帽子の飾りの先まで自分の身体のように扱う

図 2-43 道具使用後に視覚反応空間が広がった実験

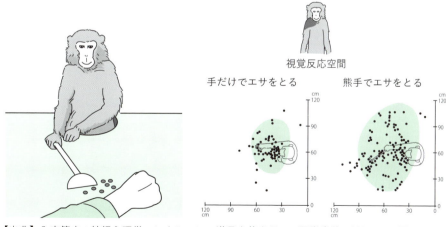

【出典】入來篤史：神経心理学コレクション　道具を使うサル．医学書院．2004，p63 図 3-4・p72 図 3-9 より改変

しかも，ここのニューロン活動は，体性感覚と視覚を統合した身体像をコードしていると考えられています．

つまり，「ニホンザルは熊手が届く範囲までを自身の活動空間として知覚している．すなわち，手の長さ＋熊手の長さを自身の身体として知覚している」ことになります．

経験的に「コーヒーカップがある空間」には「手が届く」という自信が私たちにはあります．届かないと感じれば，「身体を近づけて」届くところまで寄るはずです．

この「身体像をコードしている」ニューロン活動が「身体図式」であり，自身を中心とした手の届く範囲にあるコーヒーカップを視覚で認識したら，自動的に手とカップの位置も知覚され，そこに手を伸ばすための筋活動の量や関節角度が調整される基準となると理解できます（図 2-44）．

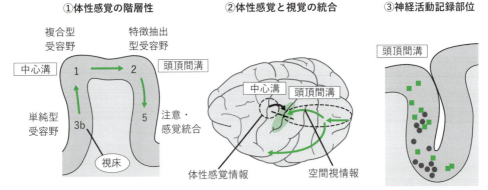

図 2-44　感覚統合処理過程が表現されている脳部位

主に中心後回の前方部に到達した体性感覚情報は後方に向かって階層的に統合・処理が進み（①），頭頂間溝部皮質でついに視覚情報と統合される（②③）．

【出典】入來篤史：神経心理学コレクション　道具を使うサル．医学書院，2004，p33 図 2-2 より改変

さらに，酒田らは，「上肢の関節と皮膚の特定の組み合わせで表現される姿勢に反応するニューロン」をサル頭頂葉の 5 野で発見しています[3]

このニューロン群は，「経験を記憶している」ものだと理解されています．

つまり，「カップにコーヒーを注ぎ飲む」という課題は，以下のようにコントロールされている動作だと理解できます．

❶　あらかじめ記憶されている（経験）動作パターンがある
❷　❶を「現在の身体と手の空間位置」という基準で再現する
❸　❷の結果，自動的にリーチ活動に必要な筋活動の量や関節角度が決定され，そうすべきと考えられる意図に合わせてリーチングの自動的な調整が実行される
❹　カップに接触後，その感覚フィードバックによる微調整を行い，行動を制御する
　　この中で重要なことは，
・「身体図式に現在の身体位置」が反映されているか（❷）

・内部モデルとして頭頂間溝に保存されている「動作パターン」をうまく読み出すことができるか（❶）

で，この動作が達成されるかが決まってくる，ということです．

　Macpherson.JとHorak.FBはこう述べています．

「身体は多くの骨格と筋からなる複雑な機構であるため，神経系は，身体および身体と環境との相互作用に関する一貫性のある表現を必要とする．目を閉じて，示指で鼻を触るという単純な動作であっても，神経系は，重力ベクトルと鼻に対する腕の向きや，腕や肩や頭の各部位の特徴（長さ，重さ，結合状態）を知っている必要がある．このように，複数の感覚系から得られる情報は中枢に置いて統合されて，身体とその環境の表現となる．この表現はしばしば身体図式（Body Schema）と呼ばれる」[2]．

　この身体図式を臨床的に考えるなら，

　「アクティビティー（積極的な対象者の関与の下で遂行されるすべての行動）を通して動作を経験し，それを蓄積したのちに再現」を促すことが「運動再学習につながる」といえるでしょう．

　そのための基本構造が「身体図式」と「内部モデル」であると理解できます．

1) 岩村吉晃：神経心理学コレクション　タッチ．医学書院．2005, p179
2) カンデル．ER：カンデル神経科学 第2版．株式会社メディカル・サイエンス・インターナショナル．2022, p933
3) Sakata. H, et al：Somatosensory properties of neurons in the superior parietal cortex（area 5）of the rhesus monkey. *Brain Res*, **64**：85-102, 1973

第3章

臨床de ケーススタディ
日常生活に活かす脳卒中後片麻痺者への介入の考え方

一般的なADL自立度の判断基準であるFIM, BIで「自立」と判断されても,
退院すると動けないという方々がいます.

特に, 脳卒中片麻痺者の場合,
バランスの不安定さや過剰努力による動作遂行で,
「自立レベル」とはいいがたい状態を観察することもよくあります.

このような時, 「麻痺があるからしかたない」と理解するか,
「練習の方法が間違っているのかも」と理解するかで
対象者の予後は変わります.

「日常生活動作は, できるだけ努力を要しないレベルで遂行されることが望ましい」
という視点を臨床で活かすために,
どのような流れで思考し, 確認し, 実行するかを
この章で学びます.

1 麻痺側下肢が浮き上がる立ち上がりを姿勢調整から改善する

よく見られる課題 療法士が介入すれば両下肢に加重して立ち上がれるが，本人だけではうまくできない

統合と解釈のポイント

- ▶ 「不安定性」を「麻痺」に還元するのではなく，「姿勢緊張」と関連づける
- ▶ 単純な動作練習ではなく，「動作ができるようになるため」に身体機能を見極める
- ▶ 姿勢緊張を評価するには，アライメント不良の要因を考察する

片麻痺者の基本動作でよく練習課題となる「立ち上がり動作」は，「トランスファー・移動のための準備」という側面があり，両下肢で支えるための麻痺側下肢への加重練習としても利用されます．

しかし，なかなか麻痺側に加重できず，極端に非対称姿勢になったり，手すりを引っ張るように持たなければ立ち上がれない症例をよく見ます．このような，「立ち上がり動作の問題」を，姿勢調整機能から解釈してみましょう．

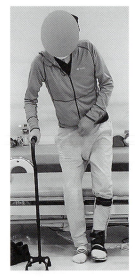

図 3-1 不安定な立位
歩行自立とされているケースだが，立ち上がった後，上半身が右に傾き，立位保持でも不安定に見える．この状態で足部を交互に前に出し歩行するが，転倒の危険を感じる

情報

- 一般情報 ▶ 50代 男性 会社経営
- 診断名 ▶ 右被殻出血
- 障害名 ▶ 左片麻痺

観察

第一印象	四点杖＋ダブルクレンザック装着＋頭保護帽子を着用し，独歩で入室（図3-1） 左下肢を重そうに持ち上げて振り出す．杖は過剰に強く握り込み，右肩甲帯の固定でかろうじてバランスを取っているように見える 頭保護帽子を被っていたので，てんかん発作を予測した（実際はない）
表情	ボーッとしている．目が半開き．覚醒の悪さをうかがわせる
コミュニケーション	能力自体は温存されている かろうじてバランスを維持していることに対し「怖くないですか？」と尋ねるも，（あっけらかんと）「怖くはないですね」と答える（返答に若干時間がかかる） 靴，装具の着脱などは妻に依存（下方へのリーチに問題があるか？） 妻も，「家の中でも不安定で，安心して見ていられない」と話す
ADL	入浴のみ妻が介助．他は自立している．会社には妻が車で送り迎え．長距離移動は妻頼み
認知機能	保護帽子を被っているのに，「バランスは悪くない」と自己評価している点など，自己認識に低下を認める
麻痺側上肢	弛緩状態．上腕・前腕ともにやせ細っている（筋力低下あり） 末梢には浮腫があり，手指の伸展に制限（拘縮要素あり） 末梢の高緊張を緩めると「軽度に曲げること」が可能．末梢には熱感があり，肩手症候群傾向
麻痺側下肢	股関節，膝関節で曲げ伸ばしの随意性あり（屈伸の角度は正常域の1/3程度） 大腿・下腿がやせ細っている（筋力低下あり） 末梢（足指，足関節の）の随意性は確認できない
感覚・知覚	表在感覚：重度鈍麻．注意を促すと「若干わかる」としていることから，左半身に注意が向きづらい傾向あり（半側視空間無視はない） 上下肢は視覚代償で確認する傾向がある
臥位姿勢	背臥位になる際に右手で強くベッド端を持ち，その右手を中心に身体を回転させるので，右肩甲帯の下制後退と右胸椎部の捻転により，頭部に対して身体が右に位置している（図3-2） 違和感があれば位置を修正してよいと促すも，正中線上に脊柱が位置しない
座位姿勢	右手を右斜め後ろに着くか大腿部に乗せ，その右上肢に体重を預けるように座っている この時，左麻痺側下肢は外転し，体重をまったく受けていない様子が見える（図3-3）
立位姿勢	下を向き，右上肢の身体の重さを預けるように右足を中心に立位保持 左下肢は，「装具の装着感」が接触感覚となり「左下肢」の存在は感じているが，足底からの荷重は逆に「装具」によって感じづらくなっている様子（図3-1）

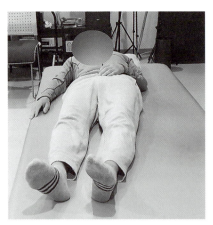

図 3-2
頭部に対して骨盤以下が右に寄っている

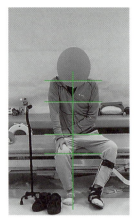

図 3-3
右上肢で強く支えて姿勢を保つ．骨盤を後傾させて座ると，左後方へ倒れこんでしまう

熟練療法士ならこう考える

観察に基づく分析・仮説

図3-1〜3により，表3-1のことがわかります．

表3-1　図3-1〜3の姿勢の特徴

特徴	解説
左右非対称	特に下肢は左が外転してしまっている
肩甲帯の高さ	左下になっている．肩甲骨の左右差があることがわかる
胸郭の対称性	左大胸筋と思われる位置の服のしわから左肩甲骨が下制外転している様子がうかがえる
右手の位置	骨盤を起こしておくのに右手の支持が必要であることがわかる
左手の位置	右の太もも外側まで引っ張ってきている．これは，左手を横に下げてしまうと身体が左にねじれていくことを意味する
顔が右を向いている	右肩甲帯にも力が入り，手を支えに足によりかかるような姿勢保持をしている

　多くの場合，自分がどのような姿勢保持をしているかは意識に上りません．姿勢は無意識レベルで保持されるので，いま現在はこれが一番リラックスしている状態であると理解できます．

　しかし，表3-1でわかるように「非対称姿勢が目立つ」という共通項目が見えます．特に，麻痺側支持基底面である臀部や足底部が空中に浮いているように見えることから，「左

側への注意が行き届いていないのか」という推測を立てました．

　筆者なら，この「非対称姿勢」を説明できる麻痺の有無・程度や感覚障害の有無・程度，半側視空間無視や注意機能を確認したくなります．
　「身体状況の評価」は評価表を埋めるためにあるのではなく，あくまでも「この状況を解決したい」，だから「この状況がなぜ起こっているか知りたい」という基本的な療法士の欲求によって確認項目が決まってくるものだからです．
　第一印象と身体状況の目視，客観情報から「運動麻痺は一定程度あるものの，感覚障害が重度である」「あるいは，返答の様子から覚醒度の問題がいまだ続いていて，左側に注意が向かないので感覚障害が重度のように見えている印象」と整理しました．

姿勢・動作分析

　ここでの「分析」とは，単なる観察に基づく「アラインメント」評価にとどまりません．そのアラインメントになる「理由」や，「身体状況との統合と解釈で，なぜ立ち上がり時に麻痺側に加重できないかを推察する」過程であるという姿勢で行うことが大切です．

　症例では，各姿勢で麻痺側支持基底面である「臀部，足底部」に加重していない姿勢保持を認めます（第2章4参照）．
　この対象者の場合，下肢の外転している様子（**図3-3**）から，骨盤の位置がコントロールされづらく，左にねじれて後傾しているように見えます．骨盤がその位置であるとすると，腰椎は屈曲しながら左に捻転し，下部腰椎は正中から左凸になりながら仙骨座りに近い状態になっていると推察できます．つまり，第2章4のⅰ動作開始（p52）で示したような「リラックスした状態から，立ち上がるための姿勢変化」が起きるような骨盤の状態ではないことがわかります．この骨盤の状態ではそもそも適応的な動作に入れないと判断できます．
　また，体重を支えているはずの臀部・大腿後面が左に流れるように位置しているため，さながら「左臀部が治療台から落ちて支えを失っている」ような状況に見えます．大臀筋は，腸骨稜・仙骨内側縁と大腿骨の腸脛靱帯・臀筋粗面に付着します．筋が収縮するには起始停止が直線状に位置しなければならないので，骨盤が後傾，仙骨座りで横にずれている場合，筋収縮は行われづらくなります．
　構造は左右対称にできています．これが両側で起こるのですから，臀筋は収縮しておらず，筋収縮に伴う固有受容感覚は起こらないことになります．
　つまり，左臀部の感覚が乏しいだけでなく，非麻痺側である右側の感覚もわかりづらくなっていて，支持基底面である臀部・大腿後面は低緊張（筋委縮？），その感覚の乏しさを代償するために背面筋群や頸部筋群を高緊張にさせていると理解できます．

　対象者の骨盤の変位を図示してみました（**図3-4**）．骨盤の可動性とは腰椎と股関節で賄われています．
　骨盤が後傾して左に傾いているということは「腰椎が左凸で側弯し，股関節は両側で外旋

図 3-4 対象者の骨盤の変位

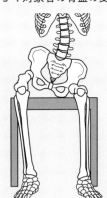

するということです．

（細かく見れば仙腸関節のずれも確認できますが，ここでは省きます．また，腰椎がずれているということは，その上の脊柱全体の位置もずれているのですが，その図示も省きます）

分析の検証

この対象者が座位姿勢から立ち上がる動作を改めて観察し，分析を検証してみましょう（**図 3-5**）．

図 3-5 本症例の座位姿勢から立ち上がる動作

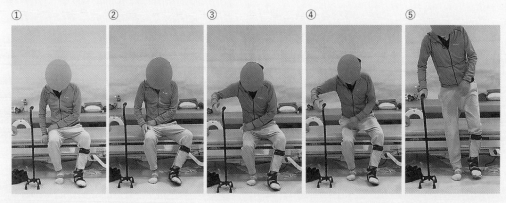

①立とうと意識はしているが，スムーズに動作に移行できていません．骨盤が自動的に起きてこない（身体が前に傾斜できない）と感じるので，右手で治療台の端を握り，それを手がかりに身体を前傾させようとしている様子が見られます．

②前傾しにくいうえに，前傾しようとした先に「足の裏がない」ことに気づきます．

③視覚的に右の足の位置を修正．骨盤の左回旋を強めてさらに外転方向にして動作に入ろうとしますが，身体は思ったように動かないので，どう動いたらいいか懸命に考えているようです．

こうした「もたもたした動作」が続くと，嫌になり，姿勢緊張は低下します．

本来，抗重力方向への移動時には，姿勢緊張は高まらなくてはならない（伸展方向に活動する）のですが，動こうという気持ちとは裏腹に，「動けない・動かない」身体をもてあましているようにも見えます．

④次にとった手段は，非麻痺手（右手）を大きく鋭く振ることです．何かをつかむような右手の末梢の高緊張と，前方に移動しない右下肢の踏ん張りだけで離臀しようと努力しています．右側の過剰出力だけで行おうとするため，左側の相反抑制のような緊張の低下を生んでしまいます．かろうじて離臀し目的動作は達成したものの，右肩甲帯の高緊張と上腕の下制方向の力みは安楽・安定に動作しているようには見えません．

健常者がソファーに深く座って立ち上がろうとした際にも，これと似た動作が観察できます．つまり，この努力的動作は麻痺由来でも高次脳機能由来の身体障害でもなく，「骨盤が自動的に起き上がってこない」何らかの要因によって起きているものといえるのです．
⑤努力的にでも，とりあえず目的動作は完成しました．しかし，右下肢を踏ん張って右足底面へ重心を集中させなければ倒れてしまう危うい状態です．それが骨盤をさらに左後方に押し上げてしまうため，左下肢は空中に浮き上がってしまい，四点杖にしがみついて何とか安定を保持するしか手段がないようです．自動的な反応として，右肩甲骨周囲をガチガチに固定させ，ようやく右足底面に重心を投影させています．これでは右手を離すどころか，ここから動き出すのも一苦労でしょう．

考察

◆なぜ，骨盤が左に回旋してしまうのか？

骨盤が左回旋してしまう理由を考えるには，「対称姿勢が取れない理由」を考える必要があります．それは，「私たち健常者は，なぜ何も考えなくても対称姿勢が保持できるのか？」という問いに答えることが必要になります．

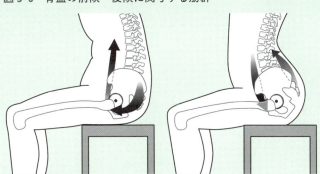

図 3-6　骨盤の前傾・後傾に関与する筋群

骨盤の前傾・後傾は図 3-6 のように，股関節屈筋と腰部多裂筋，股関節伸筋と腹部筋という股関節の運動に依存することがわかります．

骨盤が股関節中心に動くためには，脊柱が垂直を保っている必要があります．脊柱が垂直を保ちながら骨盤が中間位（起き上がっている状態）にあるには，股関節伸・屈筋の協調性と背面筋・腹部筋の協調性が必要です．

骨盤が左右対称を維持できるためには，筋活動が必要です．多くの片麻痺者では，麻痺の影響か長期臥床の影響か，臀筋が萎縮している例が多く，さらに徐々に元気になる非麻痺側に対して，「筋力強化のための関節運動」ができない麻痺側の臀筋はなかなか回復しません．非麻痺側としっかりと評価・介入されていない麻痺側では，その筋活動の度合いにも差が出るからです．

左右対称であるべき臀筋の働きに左右差ができれば，筋出力の低いほうへ骨盤が傾きま

す．脊柱は骨盤の位置に依存していますから，骨盤が傾けば脊柱も変位します．

　この症例の骨盤の左回旋は，骨盤を左右対称に起こしておけないことが要因です．つまり，「右（非麻痺側）臀筋は正常に感覚できる」のに，「左（麻痺側）臀筋は介入されていないので働きが悪く感覚できない」という臀筋の左右差が，骨盤の左回旋を引き起こしていると理解できます．

◆**左右の非対称性は麻痺側肩甲骨の位置からも生じる**

　図3-5の麻痺側上肢を見てみると，肩甲骨が後方へ抜け落ちているような様子が見られます．この状態を広背筋と絡めて想像してみると，図3-7のような状態であることが理解できます．

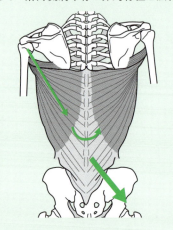

図3-7　麻痺側肩甲骨の非対称性と広背筋

　通常，肩甲骨も広背筋も左右対称に保持されているものですが，麻痺側肩甲骨の位置の異常と弛緩状態に見える上肢の重さは，麻痺側肩甲帯の非対称性をうかがわせる要因となります．

　肩甲帯が対称性を維持できないと脊柱にはねじれが生じます．このねじれには，上肢帯の重さで沈み込む脊柱という側面と，その結果短縮位になってしまう広背筋でさらにねじれが助長されてしまう側面があると理解できます．

　脊柱のねじれは座骨への荷重感に左右差を作ります．さらにその荷重感の差は，骨盤の変位を引き起こします．これは，図3-6①の座位姿勢を見てみると，右股関節外側に体重が荷重されて右下肢が外旋位にあることから理解できます．

解　釈

◆ 立ち上がる際に，骨盤を左右対称に運動させることが困難なため，上肢の挙上という努力的な代償を使って立ち上がっている
◆ 代償動作として主に腹直筋の過剰収縮を用いて体重移動しようとしているため，麻痺側の側腹部筋が過剰反応を生み，左下肢が空中に浮いたままになってしまう
◆ 骨盤の対称性が維持困難な要因は，麻痺側臀筋の廃用性による萎縮と，麻痺側上肢が自身の認識に上がらないことである可能性がある

熟練臨床家の介入

上の通り解釈できれば，「麻痺側上肢を認識しながら，骨盤の左右対称性を維持して動く練習」が役に立ちそうです．

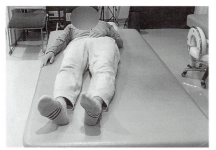

1　介入前の非対称な姿勢保持

麻痺側身体がベッド面に接触しづらいことも影響して，麻痺側身体からの感覚に気づいていないことが姿勢調整を阻害している．

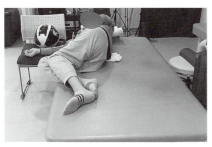

2　課題として「寝返り」を選択

全身の皮膚感覚による身体知覚と四肢の位置関係を把握し，自身の力で動くことで筋出力の調整を行いながら，自動的な筋緊張の制御を練習した．

平面で身体が浮き上がらずに，感覚情報を頼りに動く練習ができるよう，側腹部を含む反り返りやすい背面にタオルを敷いた（接触面積を増やす）．その上で，「麻痺側上肢を保持しながら寝返る」ことを口頭で説明した．

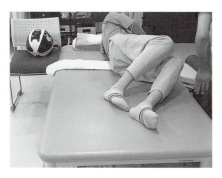

3　感覚の体感・判断を促す

筋緊張の特徴に「依存的※」な側面があるため，指導が多いとその言葉に依存して身体感覚を見失うことが予測された．それを防ぐため，正常運動と比較して少々うまくいかないところが見られても，あえてご自身の感覚と判断に任せ，余計な指示は控えて自律的な緊張の調整を促した．

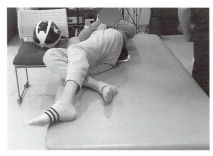

4　繰り返しながら調整・表情と動作が変化

数回繰り返すうちに表情が変化．感覚を味わっているように見受けられた．

麻痺側下肢の重さも，自身で動くことで治療台から落ちそうになったり，腰が後ろに残りそうになったりするのをうまく調整し，フィードバック情報を利用した修正が可能になってきた．

※「依存的」な筋緊張とは，外部からの介入に対して全て「預けてしまう」ような，低緊張を呈する状態を意味する．自ら反応を起こさないという意味で「依存的」といわれる．

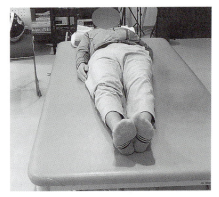

5 対象姿勢保持の成功

2〜4の結果，背臥位で左右対称姿勢を保持することが可能となった．

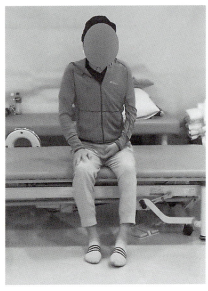

6 起き上がってすぐの座位姿勢

対称姿勢が保持され，上半身の体重を座骨に均等に荷重している様子が見られる．

左足部には麻痺の影響で内反尖足が出現．足関節のコントロールはまだ難しく今後の課題だが，麻痺側上肢はゆったりと体側に下ろしておけるようになり，非麻痺側上肢によりかかるような力は入っていない．

臀筋の萎縮はこの時点では改善しきれていないので，別の課題で筋出力を高める必要はあるが，この時点でも立ち上がりが力みなく実施できるようになっている．

「麻痺側下肢に荷重できない」から短絡的に「麻痺側下肢に荷重する練習」を重ねるのではなく，この症例のように，その背景となる骨格の変位や筋の状態，動作に入るときに見失っている感覚情報を統合と解釈によって整理して方針を決めることがいかに大切なことかをご理解いただけたでしょう．

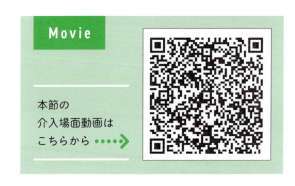

Movie

本節の
介入場面動画は
こちらから

2 | 「とりあえず歩ける」以上に歩行効率を上げる

よく見られる課題 　移動可能な状態で「歩行自立」としてしまい，それ以上の介入をやめてしまう

統合と解釈のポイント

- ▶ 本人の生活から求められる「歩行のレベル」を尊重する
- ▶ 効率の悪い歩行の「形」ではなく「その形になってしまう」理由を考える

　脳卒中を発症し，まず初めに「歩く」リハビリを優先するほど，歩行はヒトとしてのアイデンティティーを左右します．しかし，ただ装具を着けて杖を着いて「足を交互に動かして移動できた」ことで，「歩行自立」として支援を終了してしまってよいのでしょうか？

　歩行は効率性，つまり「エネルギー効率」が重要です．重心移動が適切に制御されていて，より疲れが少ない歩容であることが大切なのです．

　脳卒中の主な障害である「随意性の麻痺」も発症部位によっては回復します．「効率の良い歩行」を取り戻すための考え方を見てみましょう．

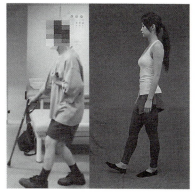

図3-8　歩行効率の悪い歩き方
健常者の歩容（右）では下肢が伸び，身体が起きているので頭が高い位置にある．左片麻痺例（左）では，非麻痺側下肢も屈曲位で体重を受け，骨盤が左後方へ傾いている．全体的に身長を低く保って，頭部の位置変化を起こさず，下肢の運動だけで移動しているように見える．これではエネルギー効率が悪い歩容となり，5分と歩行を継続できない

情報
- 一般情報 ▶ 50代　男性　歯科医師
- 診断名　 ▶ 延髄梗塞
- 障害名　 ▶ 左片麻痺

観察

主訴	もっとうまく歩けるようになりたい．手がある程度使えるようになりたい．復職希望 （歯科クリニック経営　現在休診中）
第一印象	装具（ダブルクレンザック）・T-杖で大汗をかいて来所 左上肢の屈曲が著明 腰を落とした歩容で，下肢は交互に出せているが努力的 声が上ずっており，全身の緊張が高いことをうかがわせる．一つひとつの解説が長い，全部話さないと気がすまないなど，精神的な緊張感にも支配されている 動作の効率は悪く，できていることももっと落ち着いてできるとよい印象を受ける
表情	努めて目を見開いていて，額のしわは多い
コミュニケーション	能力自体には問題なし 言葉数が多い印象で，話をするにつれ緊張感が増すように見受けられる 発声と構音の問題を抱えている可能性あり
ADL	すべて自立．妻が病気療養中で寝たきり 以前は本人が家事を実施していたが，現在は高校生の長男が家事一切を担っている IADLも可能な身体能力ではあるが，自身のクリニック，リハビリ継続，家庭には難題を抱えている
認知機能	Too much　判断に余裕がない　意識的注意が過剰
身体障害	椎骨動脈乖離による延髄梗塞 延髄梗塞にはワレンベルグ症候群（延髄外側症候群）とデジャリン症候群（延髄内側症候群）があるが，本症例はこの両者の特徴が表れている 特に歩行に関しては痙性麻痺と深部感覚障害，バランス障害（前庭感覚障害）が影響している可能性が高い

熟練療法士ならこう考える

観察に基づく分析・仮説

　復職のため通勤にも耐えられる歩行を獲得することを目標とする症例です．現状の装具・杖を使って何とか移動するレベルの歩行から，それを可能にできるようしっかりフォローすることが，療法士の本来の仕事といえるでしょう．

　本症例の歩行の状況は，図3-9の通りです．

　また，比較として，健常者の歩行を見てみましょう（図3-10）．

図3-9　本症例の歩行
左下肢の初期接地から前遊脚期まで．右から左に移動

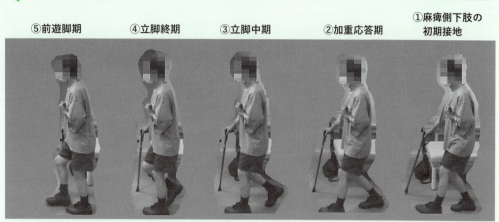

⑤前遊脚期　④立脚終期　③立脚中期　②加重応答期　①麻痺側下肢の初期接地

⑤前遊脚期	④立脚終期	③立脚中期	②加重応答期	①麻痺側下肢の初期接地
本来は支持脚の前足部に加重されて踵が浮き上がってくるが，麻痺側足部はフラットに設地したままで，非麻痺側下肢を十分前方に振り出せていない．非麻痺側下肢を腸腰筋の伸張反射で振り出すのではなく，力ずくで出していると考えられる	支持脚（ここでは左）で体重を前に押し出しつつ対側下肢が空中で保持されて前へ出される相．課題は達成されているが，骨盤が低い位置で過剰な回旋を伴うように見える．つまり，非麻痺側下肢も骨盤から分離して振り出せていないと想像できる	左下肢は単独で体重を支持しているものの，膝が曲がったままで「力み」を感じる．これでは長い距離を歩くのに多大なエネルギーが消費されてしまう	上半身の重さが麻痺側下肢に加わる（体幹部のほうが先に反応する）べきだが，対象者は骨盤が後傾していることから，屈曲した右下肢で腰を押し出している力が読み取れる	麻痺側下肢が伸びていない．非麻痺側の膝も屈曲している 骨盤が起きているべきだが，後傾しているように見える

図3-10　健常者の歩行
左下肢の初期接地から前遊脚期まで．右から左に移動

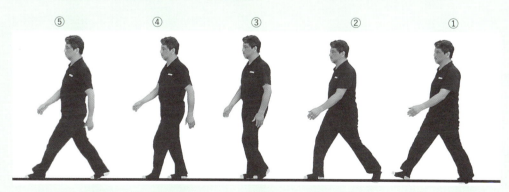

⑤　④　③　②　①

注目すべきポイントは，図3-10③立脚中期の背の高さです．

立脚中期は，加重足下肢のアライメントがちょうどいい具合に距腿関節上に位置するフェーズです．頭頂部が一番高い位置を示し，ここから重さが前方に転がるように推進力を生むのです．

下肢を前後に開いている（図3-10①⑤）～膝関節が曲がるフェーズ（図3-10②④）では，背の高さは実際の高さよりも自ずと低い軌道を通ります．③立脚中期の両下肢が中心で重なる瞬間に，支持脚の進展とともに背の高さが一番高くなります．

図3-11 歩行の推進力を生み出す頭頂部の自由落下

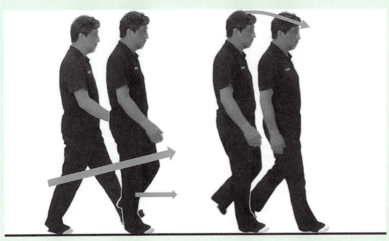

歩行で重要なポイントは，「位置エネルギー」にあります．図3-11右のように高く上がった頭頂部が前方に転がるように落ちてくる自由落下エネルギーが，歩行の推進力を生むといわれています．

つまり，「ことさら力ずくで動かなくても」下肢の固定と体重移動がリズミカルに繰り返されれば，理論的にはエネルギーを「筋力」で補う必要がないので，どこまでも歩いて行けるのが「ヒトの二足直立歩行」の重要な効率性なのです．

歩行効率性の達成条件

この効率性は，どのような条件のもとで達成できるのでしょう．

ペリー．Jは，歩行中の身体要素を「パッセンジャーユニット」と「ロコモーターシステム」に分け，上半身をパッセンジャーユニット（運ばれるもの），下半身をロコモーターシステム（運ぶための駆動系）と呼んでいます（図3-12）．

パッセンジャーユニットは，適切な姿勢保持だけして後は受動的にロコモーターシステムに運ばれればよい，と一見考えられますが，実は，「パッセンジャーユニットのアライメントこそロコモーターシステムの筋活動を左右する最大の要因」であると述べています[1]．

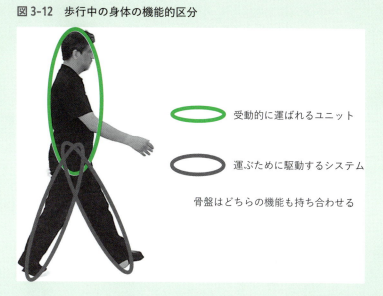

図 3-12 歩行中の身体の機能的区分

受動的に運ばれるユニット

運ぶために駆動するシステム

骨盤はどちらの機能も持ち合わせる

　これをふまえると，本ケースの歩行も，「下肢の運動パターン」ではなく「その動きを出しているときの姿勢アライメント」に注目する必要があると理解できます．

効率の悪い異常な歩行の理由

　こうした「効率の悪い異常な歩行ケース」には，筆者は必ず何か理由があるはずだと考えます．つまり，歩行の異常について，「正常歩行を練習する」という解決を図る前に，より詳細に評価を深める手段をとります．
　「異常な歩行を呈する理由」として，例えば以下のようなものが考えられます．
・上半身の重さを支えられないのは，麻痺の影響による下肢の支持性低下による
→実際は，入院中の長期療養による筋力低下から支持性が足りないこともある
・車いすを長く利用していたため，適応性短縮がハムストリングスで起き，短縮したハムストリングスが骨盤を後傾させ，身体軸が狂っているなどの構造的な問題

　こうした具体的な評価に入る前に，いま一歩深堀りして現象の解釈を進めてみましょう．そうすることで，より精度の高い評価が見い出せると考えられます．

◆麻痺側下肢の支持性はどうか
　まず検討を加えたい現象は，麻痺側下肢の屈曲傾向です．図 3-9 では，①初期接地～⑤前遊脚期に一貫して「左下肢の屈曲傾向」が認められます．
　同時に，③立脚中期（麻痺側下肢の体重支持期）では，左上肢の連合反応による痙性の高まりが増悪しているように見えます（肘の位置が左下肢への荷重が増すとともに体幹に引き付けられているように見える）．
　③では本来，骨盤は左右対称を呈するはずです．しかし，図 3-13 の下肢のアライメン

トを見てみると，左下肢は O 脚のように外側に湾曲しており，脛骨は内捻し，足関節は内反，足部外側へ加重しているように見えます．

また，T-杖を松葉杖のように強い力で地面に着き，麻痺側下肢の外側とでまるで脚立のように体重を支持して右下肢を空間保持しています．

図 3-13　麻痺側下肢の体重支持期（正面）

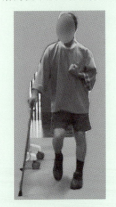

右下肢の空間保持も膝蓋骨の向きが内側を向いているので股関節を内転させて屈曲しているように見えます．

左股関節が中間位ではなく，右股関節が内転していることを考え合わせると，「骨盤は前傾し右を向いている」ように想像できます．

右下肢を挙げてしまうと，左下肢での体重支持が適応的でないので身体は右に傾き，右に転倒しそうな感覚を覚えて杖を強く着かざるを得ないのでしょう．

つまり，本来なら歩行の立脚中期（図 3-9③）で左下肢の上で頭頂部が一番高くなるタイミングなのに，身体アラインメントが整わないため，歩行が非効率になるのです．

◆**股関節周囲筋・臀筋群は使えているか**

骨盤を平行に保てなければ，「臀筋群」は働く余地がありません（図 3-14）．筋肉は起始停止を近づけるように収縮するので，骨関節の位置が整っていなければ収縮できません．

延髄梗塞の影響で痙縮状態にある左半身は，下肢も含めトータルパターンで支持性を確保しています．

「麻痺側下肢の支持性」が達成できているなら，残るは股関節周囲筋が働けるように，「骨盤と脊柱の位置関係を修正する」「筋腹の肥大」と「長さを保つ」ための介入をしてから歩行練習に入らないと，このままでは何も変わらないことがわかります．

「大腿骨を内旋させて歩く」実験をしてみると，「こんなに大変なんだ」と実感できると思います（図 3-15）．

図 3-14　歩行中骨盤を平行に保つ体幹を起こす臀筋群の働き

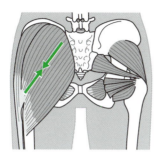
大臀筋は大腿骨と仙骨を近づける．
大臀筋が仙骨を介して体幹を起こす

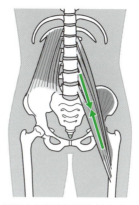
大腰筋は大腿骨と腰椎を近づける．
大腰筋が仙骨を介して体幹を起こす

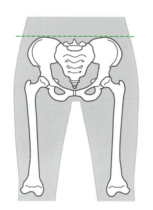
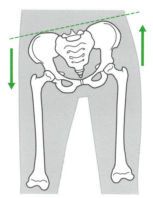
上の筋群の作用は，骨盤と脊柱が垂直の関係にあることが条件

図 3-15　大腿骨を内旋させて歩いてみる

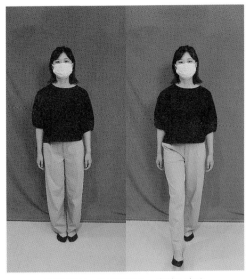

下肢を真っすぐに保ち一歩踏み出す
上半身の軸はぶれない

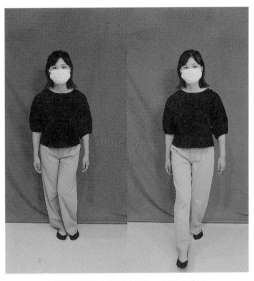

左股関節を内旋させて一歩踏み出す
上半身の軸が右に傾く

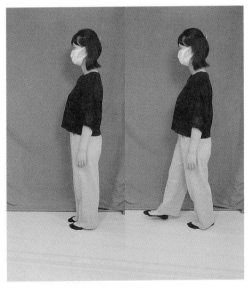

下肢を真っすぐに保つと
骨盤が前方に移動する

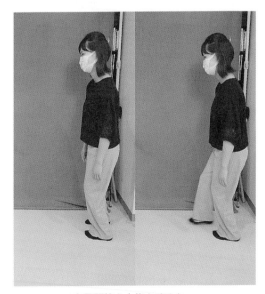

左股関節を内旋させると
骨盤が後方に残ってしまう

大臀筋が張力を失い，腸腰筋や大腿直筋が短くなると，下肢は内転内旋位となる．この状態で立つと上半身のアラインメントが崩れるので，非効率的歩容となる

解釈

- ◆ 下肢，腰椎の屈曲が，前庭系（抗重力伸展活動）の障害由来で起こっている場合⇒頭部への加速度を伴った移動運動で伸展反応を強調する
- ◆ 前庭系の問題は非麻痺側にも起こる可能性がある⇒非麻痺側身体の抗重力伸展活動を保持したうえで麻痺側下肢の分離運動を誘導する
- ◆ 発症からの経過で筋骨格系に問題を有する⇒筋肉の長さ，活動量を改善するための分離運動や荷重練習が必要

熟練臨床家の介入

●骨盤に引きつけられるように屈曲，内転，内旋している大腿骨の位置を整える

1 股関節周囲を準備する

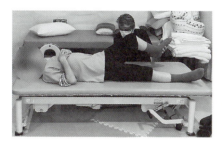

骨盤の内側に引き込まれている大腿骨頭を引き出し，中間位が保持できるように整復する．

腸骨筋，内転筋，中臀筋も短くなっているので，少しずつ長くして筋収縮が起こりやすくなるよう準備する．

足関節は，内反底屈方向の緊張が高い傾向があるため，中間位で背屈（底背屈0°）を維持．この時，足部外側の腓骨筋付着部に介入すると大臀筋が働きやすくなる

2 膝関節の運動感覚を取り戻す

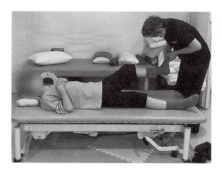

股関節周囲の状態が準備できたら，積極的に運動感覚を取り戻すため（発症以来，下肢をトータルで知覚していると考えられる），分離した感覚と各関節の動きを確認する．特に，下肢を自分の身体と認識するには重要なファクターとなる膝関節を軽く動かせるかを見る．

他動的な運動から，「足趾への感覚入力で大腿直筋が働くように促す」ことができると，「自分の力で動かした」という感覚が生じやすい．

●効率の良い歩行を目指す立位での加重練習

3 下肢の準備の後，立位での加重練習を実施

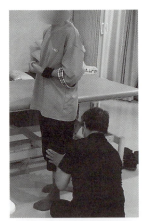

いまだ上肢の連合反応が残存しているのは，肩甲骨の位置が適切に保持できないため，努力的な姿勢保持と適切な体重負荷が得られておらず，下肢の支持性の問題があることをうかがわせる

4 歩行練習により左右対称性を促す

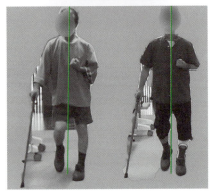

さらに促す余地はあるものの，介入結果（右）を見ると左右対称性は獲得されつつある

単に歩けるだけではなく，できるだけ発症前のような，長距離を歩いても疲れない効率の良い歩行達成まで，評価と治療介入は続きます．

歩行を，下肢の運動パターンだけにとらわれることなく，「全身が関与した動作」だと考えることが重要と思われます．

実際には，上記3の時点で，初めてこの方から，「自分の足に戻った気がする」とのコメントがありました．この一言で，感覚障害があるわけではないものの，深部感覚由来や不良アラインメントのせいで，自身の身体図式に上らない下肢を努力で代償していたという，発症からの経過があることが理解できました．

この症例を通して，正常歩行の練習前に身体の準備と正常な感覚の練習が必要であることを学びました．

Movie
本節の介入場面動画はこちらから

---

1) Perry. J, Burnfield. JM, 武田 功 監訳：ペリー歩行分析〜正常歩行と異常歩行〜 原著第2版．医歯薬出版株式会社，2012

3 | 誤学習した歩行パターンを感覚を使って修正する

よく見られる課題　発症初期に十分なリハビリを受けられないまま退院し，代償動作を誤学習している

統合と解釈のポイント

▶ 麻痺足を前に出すことに意識を向け過ぎた結果，代償戦略による誤学習が起きる
▶ 下肢を視覚で確認するという代償的感覚作用を多用する
▶ 介入は，「動作」とともに「感覚」に注目できるように促す

情報

- 一般情報　▶　50代　女性　主婦
- 診断名　▶　右被殻出血
- 障害名　▶　左片麻痺

発症初期に誤嚥性肺炎で十分なリハビリを受けられないまま退院され，「代償動作」を誤学習してしまった場合，改善するにはどのような視点での介入が重要でしょうか．具体的に，どのような感覚でどのような練習をすると，どういう代償歩行になるのか．それを修正し，装具や杖使用含めてできるだけ正常な歩行を達成するにはどう介入したらいいかを，症例を通して検討しましょう．

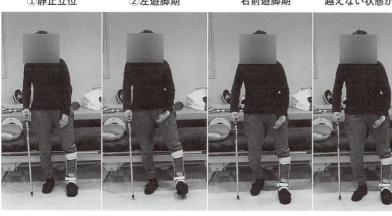

①静止立位　②左遊脚期　③左接地 右前遊脚期　④右下肢が左下肢を越えない状態が続く

図 3-16 右足が左足を越えない，横歩き同様の歩容

右足を後方に残したまま左足だけを前に出して移動する．さながら横歩きで前に進んでいるような代償性歩行，これではエネルギー効率が悪い歩容となり，自宅内でも車いすで移動している

観察

主訴	左の股関節の外側が痛む．痛みがあって夜よく眠れない うまく歩けない．歩くと疲れてしまい，長距離歩けない マンションの階段の昇り降りが大変で，外出するのが苦痛 （エレベーターはあるが，マンションの構造上，当人の住居より1階下にしか停まらない）
第一印象	中肉中背　年齢相応の外見　歩行姿勢が印象的 「カニ歩きを強引に前方移動に置き替えている」ように見えた
表情	表情変化に乏しい（「左顔面が痺れて突っ張っている」という）
コミュニケーション	時系列に則って，論理的に理知的に情報提供してくれる 自身の身体状況や動き方をよく分析されている印象を受けた
ADL	移動：自室内でも車いすを使用　トイレなどで立ち座りの際には自力で可能 整容：洗顔歯磨き自立　入浴はシャワーのみ　浴室の出入りに夫の介助が必要 食事：摂取は自立　左の口元からよく食べこぼす　おかずを取り分ける際によく箸から落として家族に叱られるとのこと 睡眠：ベッド移乗は自立　横になった後夫にポジショニングをしてもらうなど，ベッド上の体動は一部介助 家事：していない
認知機能	話の内容や話し方，時系列の正確さなど認知機能には問題なし
身体状況	左踵に褥瘡あり．入院中，仙骨部にも褥瘡があったとのこと 左下肢は伸展トータルパターンでかろうじて動かせる．歩行の異常から，下肢装具内で踵を強くこすりつけるような加重をしている 麻痺上肢は，末梢に屈曲反応があるほど緊張が高いが，動かせない，注意が向かない．麻痺手を抱えるように，常に「右側に」引き寄せている そのせいもあり，座位・立位ともに左肩甲帯が屈曲し，身体が右に捻転している 短下肢装具で立位保持は可能だが，質量中心は右に変位（歩行状況は後述） 左股関節外側の疼痛は，立位保持・歩行の異常による過負荷で筋筋膜症状が出ていると考えられる

熟練療法士ならこう考える

考察

◆誤学習という代償戦略

　脳卒中を発症すると，片麻痺という，「いままで通りに手足が動かない」「気楽に動けない」状態になり，一過性に「車いすでの移動」を強いられます．

　単なる骨折で車いすを使っているなら，「しばらくの間辛抱すればまた歩けるようになる」とわかっているので我慢できますが，脳卒中後の車いす使用時は，「いったい自分はどうなってしまうのだろう？」「脚はいつ治る？」「どこまで治る？」「一生このままなのか？」という不安と疑問だらけの日々を過ごすことになります．

　そんな焦る気持ちから，「少しでも早く歩けるようになりたい」と，「ただ歩く」ことを目標に掲げリハビリに励む，まさにこのときに誤解が生じていると筆者は理解しています．
つまり，このときの達成目標は「できるだけいままで通りに歩ける歩行戦略」が理想的なはずですが，実際は，「どんな形でもいいから歩いているように見える姿を獲得する」という「代償戦略」を選択されている方が多いようなのです．

　本来，生得的にも生後の運動学習によっても身に着ける，「身体を左右対称に保ち，左右交互に移動したい方向に下肢を振り出し，かつ支えて移動する動作」を歩行と呼んでいるのですが，「とにかく足で立って，その足を振り出せば歩行になる」という無意識の理解から，動作を再獲得する場合，「誤学習」という誤った代償戦略を達成してしまいます．

◆誤学習はなぜ起こるのか？

　歩くためには「足が体重を支えるだけ」ではなく，足底面の安定性限界内に身体の質量中心を投影し続け，そのための脊柱のアライメントと支える体幹筋の協調が自動的にできていることが必須です．

　しかし，この「姿勢を保持しながら，その重さを移動方向に運ぶ」という活動は，意識には上りません．誤学習してしまうのは，この落とし穴にははまりやすいからです．

　脳卒中当事者は，「歩けなくなった＝歩く練習をして歩けるようになる」という戦略を立てます．その戦略を達成するために「足を強く押して前に出す」という意識で，しかも自分で確認できる戦術で練習するために，「代償戦略」を身に着けます．

　この「代償戦略」は骨関節に無理を強いるため，疼痛となって歩けなくなったり，バランスを崩す原因になって歩けなくなったり，環境の変化に対応できないために「歩けるには歩けるが，外には出られない」状況となり，退院後に「日常生活で歩けない」という現実となって現れます．

観察に基づく分析・仮説

◆片麻痺者の歩行分析

では，誤学習という代償戦略をとってしまった片麻痺の方の歩行例を見てみましょう（図3-17）．

単純に見た目の様子の記述だけでも，この歩行の異常性に気づかれるかもしれません．「姿勢がほとんど変わらない」のです．

この「誤学習」は，「歩行を足の動きだけで獲得している」ことだと筆者は理解しています．

図3-17 代償戦略を経た片麻痺者の歩行例

前

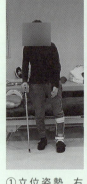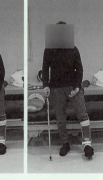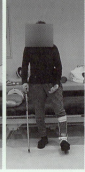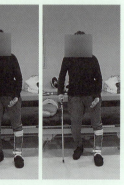

①立位姿勢．右に重心があり，右下肢のみで支持している様子が認められる

②立位から左下肢を振り出す．右ひざを曲げて重心を下げ，右外転筋で腰を傾けることで左下肢を挙げる

③挙げた左下肢を，右ひざを伸ばすことで振り出す．その結果（下肢は全体伸展パターン），左足部は内反を呈している

④上半身を傾けることで左下肢を床に下す

⑤右下肢を空中に浮かせるために，右ひざを曲げる

⑥瞬間的に左下肢に体重負荷して，右下肢を空中に上げ振り出す．その結果，右下肢は左下肢を越えない狭い範囲で前に出すことになる

後

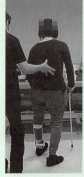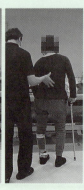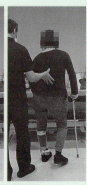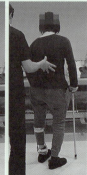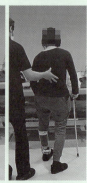

⑦右ひざを曲げて左下肢を浮かせる

⑧右ひざを伸ばして左下肢を前に押し出す

⑨上半身を屈曲させて左下肢を床に下す

⑩瞬間的に左に加重し，右下肢を振り出す

⑪右下肢は左下肢の後ろに位置している

姿勢・動作分析

◆歩行パターンの分析

　この方の「主訴」を今一度確認すると,「左側の股関節の外側が痛む. 痛みで夜間良眠できない」とあります. この疼痛の発生要因は,「この症例の歩行」にあるというのが筆者の理解です.

　しかも, 身体状況に「左踵に褥瘡がある」とありますから, そのレベルの痛みだと理解する必要があるでしょう.

　図 3-17 の歩行パターンを, 図 3-18 でより詳細に検討してみましょう.
　静止立位から左下肢を外転方向に持ち上げ, 前に送る (図 3-18 左). 左下肢を下ろして左下肢に荷重している (図 3-18 右) 時の状態です.
　右足部の爪先が外向きになっています. 左下肢の遊脚時に右踵から外側に荷重しているようです.

図 3-18　左下肢をどのような力で動かしているのかを探る

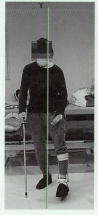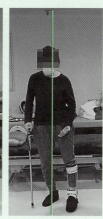

右足が左足を越えない歩行とは, さながら「右足の踏ん張りで左足を横に振り出して横歩きをしている」ような力で,「意識して左足を持ち上げて, 下ろす」だけの運動と考えられる. このような意識した運動を, かろうじて左股関節の内旋内転により足を前に出すことで実現して, あたかも「歩行している」ように見せている過剰な代償動作であると理解できる

　左下肢は, 右股関節外転の力で骨盤を左挙上させ, その力で左下肢を持ち上げています.
　左足部が内反し内旋方向に向かっていることから, 左股関節の内旋の力を利用していると考えられます.
　この時, 身体の質量中心軸は右踵部にあるように見えます. しかし, 頭頚部, 左肩甲帯は中心軸よりもかなり右寄りに位置しています. つまり, 過剰に右に寄っているということです.
　体幹部を見ると, 上半身を右下方にねじりながら骨盤を左に挙上して, 左下肢を外転させて振り出す様子が読み取れます. 左右対称性が確立していません.
　「歩けている」ようにも見えますが, この代償動作では不安定性と努力性による過剰なエネルギー消費のため, 数メートル歩くのがやっとです.

　療法士がこの代償動作をまねすると,「下部腰椎を左に捻転させ, 仙骨を左向きにしている」ような感覚を覚えます.
　過剰に右下肢の支持に頼り,「右臀筋の過剰収縮で左下肢を持ち上げ, 下す」という動作では「左股関節の支持性」は得られず, 正常歩行からはかなり逸脱していると理解できます.

意識下では,「下肢が突っ張って膝折れしないため麻痺側下肢で支えられている」ので,普通に歩けていると判断されているかもしれませんが,無意識化で働く姿勢緊張がうまく作動しないので,「重心の位置が変化しない」という結果になっています.

その代償戦略の代償として「疼痛」という余計な結果まで引き起こし,その代償はさらに踵への過剰な荷重と皮膚への剪断力として伝わり,褥瘡を発生させる要因にもなっていると理解できるのです.

つまり,場当たり的な疼痛部位へのマッサージや可動域訓練では疼痛の軽減が図れず,褥瘡の悪化を招き,遅からず「歩行困難例」となる状況であると解釈できます.

◆正常歩行との比較と考察

図 3-19　正常歩行の様子

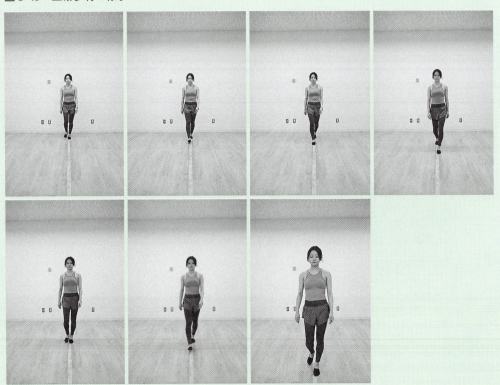

正常歩行では,左右の下肢への加重を交互に繰り返して移動方向に対側下肢を振り出します(図3-19).

この時,質量中心が足底面に投影されて支持性が発揮されるので,腰椎の選択的活動,中殿筋の作用による骨盤の左右傾で左右下肢足底面への加重箇所が順次変化します(図3-20).

症例の歩行は「この足底面内の変化」を特に右足底で受け入れていないことになります.

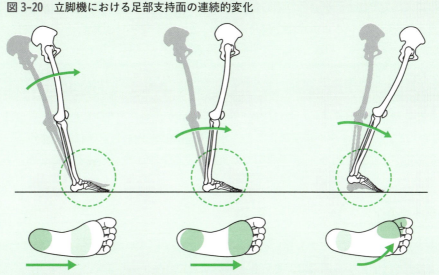

図3-20 立脚期における足部支持面の連続的変化

後方から前方へ、そして斜め前方に支持基底面が変化するのと、下肢の位置・骨盤の状態が同期する

◆過剰な意識化が、足底面内の変化反応を妨げる

　足底面内の変化を右足底で受け入れられないのには、何らかの理由があるはずです。

　木野田は、「片麻痺者は健側を正常と答える傾向にある」と言っています[1]。麻痺側は麻痺があるがゆえに「注意の対象となり」、健側（本症例の場合は右側）は意志通り動くので「問題ない」という意識をもちやすいことがこの研究から読み取れます。

　本症例も「麻痺側には注目し、『早く治るように』とその足を出す練習を重ねていたのではないか？」「麻痺側下肢を『前に出す』ことだけを意識して、その力加減や身体の違和感、努力的姿勢保持には一切注意を向けていなかったのではないか？」というように、代償動作を誤って学習してしまった経過が想像できます。

　姿勢反応や中間関節の調整など、私たちの自動的な活動は前頭葉の過剰な意識で抑制できています。

　例えば、熱いお鍋をうっかり持ち上げてしまっても、中身をこぼさないように熱さを我慢して引っ込め反射を抑制できます。これは前頭葉の「意志の力」をうかがわせます。つまり、「過剰な意識化は、本来残っている非麻痺側の自動的な姿勢反応さえ消し去ってしまう」と考えられます。

　しかも、姿勢反応・中間関節の調整や、腸腰筋の伸張反射による反射的な振り出しが対側の前足部に加重できて初めて達成されるというような正常歩行の無意識のメカニズムには、骨盤・腰椎・胸椎・頭頚部の抗重力伸展活動を背景とした前庭システムが必須です。内耳にある半規管と耳石からの平衡感覚は、頭部の加速度と運動方向を検知して、移動方向の支持性を高める働きをします。

　つまり、支持性とはいっても、筋力以前に、筋緊張の調整メカニズムを使って「支える感覚」を得る「自動的反応の練習」が必要なのです。

本症例は，右足底での自動的な重心移動さえも抑え込んで右足を止め，その右足で力を込めて左下肢を出すという代償戦略を選んでしまったのだと理解できます．

解釈

- 片麻痺者の意識が「麻痺側」だけに注意を向ける傾向が，誤学習を生む
- 「麻痺足を出す」ことを過剰に意識すると，非麻痺側の自動性も阻害されてしまう
- 正常に感覚があり動く側の，「非麻痺側での荷重や移動」をきちんと練習する必要がある

熟練臨床家の介入

過剰な意識化で「左下肢を出す」という戦略を覚えてしまっている身体には，「意識に働きかけてパターンを修正する」という手段は，さらなる誤解を生む危険があります．

そこで，「できるだけ左右対称性を維持しつつ，腸腰筋で麻痺側下肢を振り出す能力」を再獲得するためにとれる戦術を考えてみましょう．

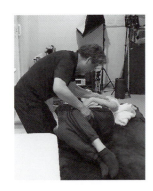

1 臥位で基本動作の練習

筋骨格系のアライメント修正や萎縮した筋の賦活を図る．

正常な感覚も正確な運動も，筋骨格系の構造としてのメカニズムに依存しているので，まずはこの構造を準備する．

具体的には，
- 短縮・萎縮している臀筋群の筋線維の可塑性を引き出す
- 関節可動性，特に非麻痺側股関節伸展層とそれを阻害している腰椎のアライメント不良と可動性を改善する

ために，右中臀筋や腰方形筋の長さを整え，基本動作の中で骨関節の正常要素を練習する．

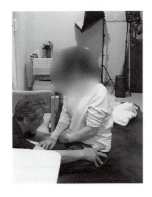

2 立ち座り動作で「構え」を促す

活動に際して，単発の関節運動だけでなく，活動全般が開始から終了まで注意を怠らず遂行できるには，動作前の事前活動として小脳機能の「構え」という準備が必要．

まずは座位に起き上がり，その準備を促す．

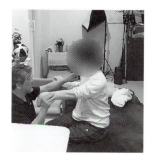

3 抗重力伸展活動を支持基底面情報との関係で体験

上半身の対称性を上肢から誘導して，支持基底面情報に注意を向ける．
具体的には，「両方のお尻を感じますか？」などと問いかけながら，本人の注意が身体感覚に向いた時に重心移動や抗重力活動が自動的に起こるか，など自然な反応が起こることを期待する．

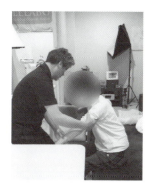

4 頭部情報から自動的な姿勢緊張を経験

立ち上がり動作で，頭部の位置変化の加速度に伴う前庭情報から抗重力伸展活動を向上させる．
座位同様，「両方の足の裏を感じますか？」などと問いかけながら，下肢の支持性と自動的な離殿が起こることを期待する．

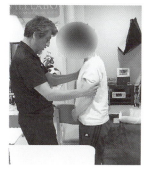

5 立位での「前庭感覚と視覚と固有受容感覚の統合」を経験

立位保持での対象姿勢保持．特に，右下肢での体重支持と微細な重心移動から右下肢での支持性を高め，姿勢緊張の調整系を賦活する．
療法士は，安全に支えるだけでなく，足底の安定性限界内での微細な重心移動を，本人の許容量を考慮しながら促す．

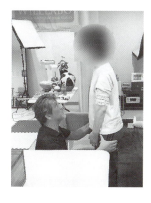

6 中臀筋の賦活による対側下肢の空間保持を誘導

練習課題として，右下肢を一歩踏み出し空間に挙上させてみる．この時，療法士は麻痺側中臀筋を把持して，収縮を確認する．
2の「構え」（動作開始前の姿勢）で，どうしても左股関節伸展保持が困難で，腰が引けてしまっていた．

7　動作として統合していく過程を練習

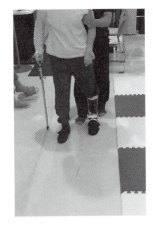

　シークエンスを一つひとつ練習した後，歩行練習．
　右肩甲帯の下制・屈曲と左胸郭の後方への変位を防ぐよう介助すると，右下肢が左足部よりも前に出せる．
　1回目の介入では，姿勢の非対称性が残存し，右下肢支持期に姿勢が左に捻転して（右肩甲帯下制，左股関節屈曲）しまい，療法士の介助が必要だったが，姿勢保持の介助下では，右下肢を左よりも前に振り出せるようになった．

　過剰な意識化で失敗している姿勢調整機能を中心に介入しました．
　筆者が特に注意した点は，以下です．
①動作ではなく感覚に注目できるように促すこと
②頭で言語化するのではなく，一つひとつの動作を噛み砕いて，納得できるまで練習すること
③自動的な姿勢緊張の調整が起こりやすいように「手がかり」を増やすこと

　③は例えば，立位での右下肢の振り出し練習（⑥）では，右手でいすの背もたれを，左側にはテーブルと台を置き，触－運動感覚と視覚的手がかりを増やし，「右下肢を上げるときにどうしても右肩甲帯の固定が優位に働いてしまう」のを防ぐようイメージしていました．

　この症例の代償戦略による歩行の獲得は，「下肢を振り出す」ことに意識を向け過ぎた結果，「左足を前に出す．それを視覚的に確認する」という過程でもありました．
　誤学習という側面を解決するには，一つひとつ誤解を解きながら，本人の「ああできた」という実感が重要でした．

1) 木野田典保：脳卒中片麻痺例にみられるボディーイメージに関する質的研究．理学療法科学．23（1）：97-104，2008

4 | 麻痺側肩関節の亜脱臼を注意機能を使って改善する

よく見られる課題 麻痺側肩関節の亜脱臼を適切に修復する

統合と解釈のポイント

- ▶ 亜脱臼の成立要件を明確にする
- ▶ 局所と全体を見て判断する思考力を養う
- ▶ 脳機能としての「注意」が筋緊張に反映する側面を考慮する

　麻痺側上肢が自身の身体と認識できることで，日常生活動作の質が圧倒的に向上し，動作の獲得も早くなることは，第2章6で述べました．

　FIMの向上などが期待できるという意味でも，亜脱臼に関与することは大切です．「麻痺側上肢の亜脱臼」について，ケースを通して学んでみましょう．

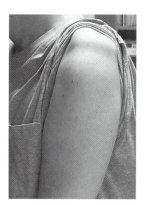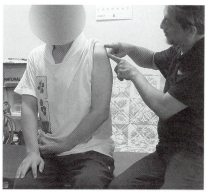

図3-21　臨床現場でよく見る麻痺側肩関節の亜脱臼
肩峰と上腕骨頭の間のギャップが2横指程開いていることが確認できる．
亜脱臼への対応がアームスリングによる良肢位保持だけでは限界がある※．
「亜脱臼を治してあげたい」と考えている療法士は多いが，現状，ノウハウがない
※世界的には電気刺激装置が亜脱臼の改善に一定の効果があることが認められている

情報		
一般情報	▶	50代　男性　独身　会社員
診断名	▶	右被殻出血
障害名	▶	左片麻痺

観察

第一印象	回復期を退院して1か月程度経過した時期に面談 やせ細って，体力が低下している様子が確認できる 左上下肢の皮膚は，触れると手にまとわりつくように「緊張を低め」ている
表情	ややボーッとしている印象があるが，入院時の体力低下がそう見せているように感じる
コミュニケーション	普通に会話可能 周辺の状況も把握され，自宅では自立した生活を送っている
ADL	身辺動作，家事動作，外出などすべて自立
歩行	装具（ダブルクレンザック）とT-杖で独歩自立　耐久性の低下で長距離移動は努力が必要
認知機能	左側に注意が向きづらい（空間認知は良好）
麻痺側上肢	弛緩麻痺ではあるが誘導下ではトータルパターンで肘屈伸可能，末梢の握り込み可能 空間保持不可
麻痺側下肢	重たく重度な浮腫あり　誘導下では膝関節屈伸が可能　股関節屈伸は難しい
感覚・知覚	麻痺側で重度鈍麻　注意を向け続けることに努力が必要
臥位姿勢	安定して保持可能
座位姿勢	安定して保持可能　左下肢が外に転がってしまう傾向にある
立位姿勢	安定して保持可能

　全般的によく回復されていることがうかがえるケースで，復職も数か月後に控えています．
　通勤は公共交通機関を利用して1.5時間程度の距離．営業職なので，外出が必須のようです．
　より安定した長距離の歩行を達成するためにも，亜脱臼を修復できる程度には「弛緩麻痺」が改善されることが望ましい症例です．

熟練療法士ならこう考える

観察に基づく分析・仮説

　脳卒中片麻痺者にしばしば亜脱臼が見受けられるのはなぜでしょうか．

　単純に考えれば，「麻痺による筋の弱化」が挙げられますが，末梢に随意性が残存しているのに，上肢を空間で保持できない亜脱臼を認める例もあり，これだけでは説明できません．

　「麻痺側・非麻痺側ともに姿勢制御の影響下にあり，脳卒中による姿勢制御の低下の影響が，肩甲骨の安定した保持を阻害している．このため，関節窩が適切な位置を保てなくなり，その結果，上肢の重さで上腕骨頭が安定せず，亜脱臼してしまう」と，「上肢機能のメカニズム」と「姿勢制御の低下」を総合的に考慮したほうが，随意性残存の例もうまく説明できそうです．

　これらをより詳細に見ていきましょう．

　矢﨑は，上腕骨頭の静的安定化機構を，「棘上筋と肩甲骨関節窩の斜面と関節唇と上腕骨の重さ」で表現しています（**図 3-22**）[1]．

図 3-22　上腕骨頭の静的安定化機構

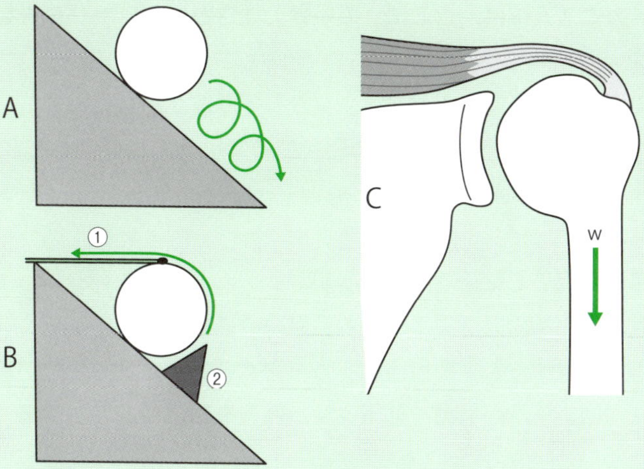

【出典】矢﨑 潔：手の関節の動き・運動の理解．メディカルプレス，2005，p45 図 7-1 を基に作成

　図 3-22A で，左のボールは，斜面に置かれると下に転がり落ちる方向の回転を生じます．しかし，B のようにこのボールの頂点に牽引するひも①をつけると，この回転方向は逆転（斜面を登る方向に回転）します．

　逆転した回転方向に加え，ボールの下にストッパー②を設けると，ボールは牽引力とス

トッパーによって斜面を転がり落ちなくなります．

　この構造と運動を，上腕骨頭と肩甲骨関節窩で構成される肩甲上腕関節に置き換えてみると，ボールが上腕骨頭，ひもが棘上筋，斜面が関節窩の向き，ストッパーが関節唇にあたります．

　上腕骨体には重さがあり，上腕骨と関節窩斜面には一定の摩擦が生じます．この摩擦に，棘上筋の牽引力，関節唇による制動がかけられているのが，上腕骨頭が安定して緩い肩甲上腕関節を構成できるメカニズムです（図3-23）．

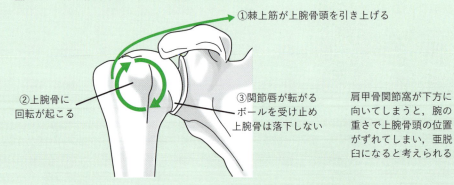

図3-23　肩甲骨関節窩の構造と運動—亜脱臼の発生

①棘上筋が上腕骨頭を引き上げる
②上腕骨に回転が起こる
③関節唇が転がるボールを受け止め上腕骨は落下しない

肩甲骨関節窩が下方に向いてしまうと，腕の重さで上腕骨頭の位置がずれてしまい，亜脱臼になると考えられる

　亜脱臼の発生メカニズムには，ここに，肩甲骨の傾きというファクターを加える必要があります．
　肩甲骨関節窩の傾斜は上を向いており，少なからず摩擦が生じる形態になっています．
　この傾斜が下を向いてしまうのが，亜脱臼を生じている方に共通して認められる状態です．

　肩甲骨は，肩甲胸郭関節を軸に「上方回旋」するメカニズムをもっていますが，片麻痺者の肩甲骨周囲筋は，脳の活動低下による病的低緊張によって，働きが悪くなっています．
　肩甲骨周囲筋群が虚脱すると，関節窩は下方を向くこととなり，骨頭が斜面から離れてしまいます．同時に，回旋筋群が活動を低下させ，骨頭を関節窩に押しつけておけなくなります．
　これらの諸要素が重なり，亜脱臼が生じると考えられます．

熟練療法士の介入

検証：筋の収縮力が亜脱臼に影響しているか？

前述の仮説に基づき，まずは筋の収縮力を検証（解釈）しつつ，介入します．

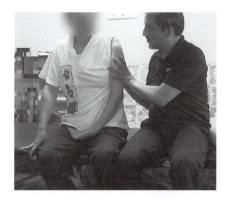

1　肩甲骨の位置を整えて変化を見る

肩甲骨の位置を整えて，亜脱臼に変化があるかを確認．

写真では見えないが，筆者の右手は対象者の肩甲骨に当てており，肩甲骨の上方回旋を誘導している．

肩甲骨の位置を他動的に変えるだけでは，亜脱臼には何ら変化は見られないことがわかった．

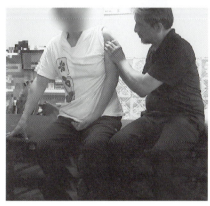

2　筋紡錘に刺激を入れ，三角筋の収縮を促す

三角筋の収縮を促すため，筋腹を集めて線維方向に誘導し，筋紡錘に刺激を入れてみた．

1の介入時よりも，対象者の右手の支持が強まり，右側方へ押されているような感覚を得ている様子がうかがえる．

顔は左斜め上を向き，左上肢に注意を向けている様子は認められず，亜脱臼にも何ら変化は認められない．

個別の筋肉の状態を変えても亜脱臼には影響しないことがわかった．

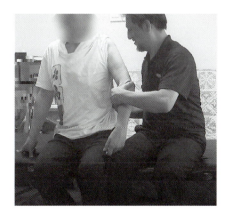

3　関節修正方向がわかるも筋活動が持続しない

上腕骨を内旋させると，上腕骨頭が関節窩にはまりやすくなった．ここから，「肩甲骨が肋骨に覆いかぶさるように肩甲帯の屈曲が起きている」ことがわかった．

しかし，骨関節の整復方向はわかったものの，手を離すと元に戻ってしまう．骨関節のアライメントを整えるだけでは，筋活動は持続しない．

同時に，筆者が麻痺側上肢を操作している時，対象者が左側上肢や持っている箇所に注意を向けている様子は観察されない．

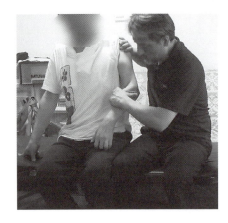

4 　上腕骨内旋と肘関節屈曲を組み合わせ筋収縮を見る

　肘関節を屈曲方向に誘導する（上腕骨頭は中間位）と三角筋の筋腹が若干反応することが触察できた．これより，この亜脱臼の背景に，上腕二頭筋の短縮が存在することがわかる．特に，大小胸筋，烏口腕筋という上腕骨内転内旋に関与する二頭筋短頭が顕著に短縮位にあった．

　また，上腕骨の内旋と肘関節の屈曲を組み合わせると，右上肢で強く支える様子が減弱し，姿勢が中間位に戻ってきた．肩甲骨の固定要因が上腕骨の位置に影響を受けていることがわかった．

　しかし，相変わらず筋収縮は手を離すとしぼんでしまい，亜脱臼に効果的な影響はまだ提供できていないと判断．

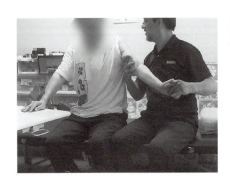

5 　上腕二頭筋の短縮は解決するも亜脱臼は未解決

　上腕骨の位置が肩甲骨に影響し，バランス反応を過敏に生じさせていたので，バランスの補助に右手をテーブルに置いてもらい，上腕二頭筋の短縮を解決した．

　上腕二頭筋を緩めて長さを引き出したが，逆に筋緊張は低下し，手にまとわりつくような柔らかさになってしまう．三角筋の収縮や亜脱臼の改善にはまったくつながっていない．

　またこの時，日常会話にはのってくるが，左上肢にまったく注意を向けてこない様子が気にかかる．

検証：麻痺側上肢に注意が向くと筋活動は持続するか？

前述の筋活動の賦活による亜脱臼の改善は，筆者の他動的介入が主でした．

今度は，注意機能と筋活動の持続を考慮して，会話をしながら麻痺側上肢に介入してみました．

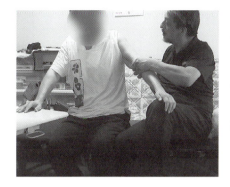

6　療法士が麻痺側手掌・肘関節を固定

対象者の麻痺側手掌を療法士の太ももに載せ，肘頭から介入すると，左手掌に視線が注がれた．

このことから，「上腕筋群の収縮による安定的な感覚と自動的な肘の伸展」が注意を向ける（感覚できる）際に必要であったことがわかる．

まだ亜脱臼の改善に影響は及んでいないものの，この方向で介入を続けてみることにした．

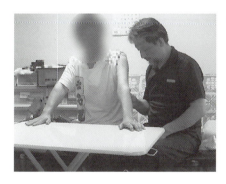

7　テーブルに麻痺側手掌を固定

テーブル上に麻痺側手掌を置いてみると，まだ亜脱臼は残存しているものの，会話をしながらも視線はずっと左手に注がれ，筋活動が持続的に保たれて，徐々に左肘の伸展をサポートしなくてもよくなってきている．

この状況と 5 の「他動的に運動誘導すると筋緊張は低下する」という観察から，このまま麻痺側肩甲帯，上肢帯に自動的な変化を促すため，非麻痺手で遊んでもらう介入に移行する．

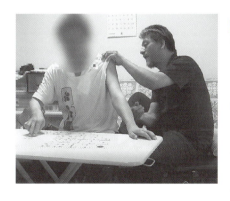

8　非麻痺手の運動と並行し麻痺側をサポート

非麻痺手の右手でテーブル上に，「七ならべ」の要領で同じマーク（スート）のトランプを数字の順に並べてもらうというゲームを促す．

開始からほどなく，左上肢への介入を減らしてもテーブル上に保持することが可能となる．

三角筋の収縮が足りないところを補助しつつ，肘が曲がってこないような軽いタッチのみのサポートで足りる．

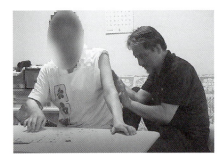

9 ゲームが進行するほどバランスの良い状態に

　ゲームが進行するほどに亜脱臼が整復され，麻痺側上肢へのサポートも外せるようになった．

　左上肢にのみ過剰に注意している様子もなく，カードの順番や置く位置にも気を配り，時折左にも注意を向けるという，分散した注意機能を発揮している．

　カードを広げ過ぎてスペースがなくなったため，左手の位置を修正することもあった．

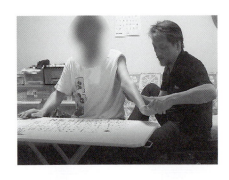

10 「誘導へ追随する動作」を確認

　中枢部の病的低緊張から，自分では随意性を発揮できないものの，治療開始時点では感じられなかった，「誘導へ追随する動作」を確認．

　本人も麻痺手に注視できていることから，「動いている」と感じていると推察．

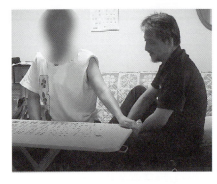

11 サポートなく亜脱臼を解決

　カードをすべてテーブル上に並べ終えると，サポートなしで左上肢を保持できているだけでなく，亜脱臼が改善されている．

　この1回だけですべて解決したわけではありませんが，それでも「自動運動という積極的な課題解決」と「麻痺側への注意が持続する」ことが筋活動の持続を生じ，「上腕骨頭の安定化機構」が改善されて亜脱臼も改善される可能性があることが示されたと考えています．

　上腕の亜脱臼は，「筋活動の低下」が主な原因だとしても，「筋活動を賦活する」ためには脳機能に働きかける必要があることが，本症例の経験からいえると思われます．「麻痺手への注意」「自身の身体である実感」「末梢の感覚を受け取りその感覚に対して姿勢緊張を適正化する」ことが解決の糸口でした．

　つまり，「亜脱臼」を改善するためには，いきなり正常域に持ち込むのではなく，
① 麻痺側上肢の末梢からの感覚に気づく

② 麻痺手に対する姿勢の適応的変化を自動的プロセスで誘導する
③ 他動的になり過ぎない範囲で肩甲骨の状態と肩甲上腕関節の整合性を補助する
④ 病的に緊張が低い状態から緊張が低い状態へ

というように，現実的な「筋緊張の段階的向上」を経験してもらうことが大切なのです．

このように，「統合と解釈」は机上で完結するものではなく，臨床現場のまさにその瞬間に必要なスキルでもあります．つまり，介入しながら検証し，「これが出現している現象は何だろう？」というタイムリーな「解釈」を加えられることが望まれているのです．

本節の介入場面動画はこちらから

1) 矢﨑 潔：手の関節の動き・運動の理解．メディカルプレス．2005, p45
（参考文献）
・生野公貴：神経リハビリテーションにおける物理療法の最前線．脳卒中片麻痺の病態メカニズムに基づく電気刺激の臨床展開．物理療法科学．25（1）：6-10, 2018
・日本脳卒中学会脳卒中ガイドライン 2021
・Lee. JH, Baker. LL, Johnson. RE, Tilson. JK. Clin：Effectiveness of neuromuscular electrical stimulation for management of shoulder subluxation post-stroke：a systematic review with meta-analysis. *Rehabil*. 31（11）：1431-1444, 2017
・Ada. L, Foongchomcheay. A：Efficacy of electrical stimulation in preventing or reducing subluxation of the shoulder after stroke：a meta-analysis. *Aust J Physiother*. 48（4）：257-267, 2002
・Chae. J, Yu. D, Walker. M：Percutaneous, intramuscular neuromuscular electrical stimulation for the treatment of shoulder subluxation and pain in chronic hemiplegia：a case report. *Am J Phys Med Rehabil*. 80（4）：296-301, 2001
・Nadler. M, Pauls. M：Shoulder orthoses for the prevention and reduction of hemiplegic shoulder pain and subluxation：systematic review. *Clin Rehabil*. 31（4）：444-453, 2017

5 | 見失っている感覚情報を探して起き上がりやすくする

よく見られる課題　麻痺側上肢が後ろに残り，頚部屈曲と非麻痺側上肢の強い力で起き上がる

統合と解釈のポイント

- ▶「できる／できない」だけでなく，「効率性」「左右対称性」の判断基準も重要
- ▶「麻痺があるからしかたがない」という思考停止を見直す
- ▶ 感覚情報を整理することで対象者の潜在能力を引き出せることがある

　脳卒中により壊れてしまった脳細胞は，確かに回復しません．しかし，いま，目の前で必死に動き方を覚えて何とか日常生活に戻ろうとしている対象者が，本来もっている感覚をうまく使えるようになれば，その生活は回復可能です．療法士の「（自分の）経験」だけではなく，対象者の脳が欲している「感覚情報」に基づき，効率良く残存機能を活かして基本動作でも「感覚‐運動経験」を達成するために，症例を通して動作の中身を整理しましょう．

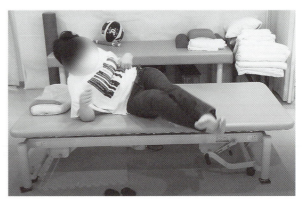

図 3-24　起き上がれるものの麻痺側上肢が残されてしまう
片麻痺者の起き上がり動作としては非常によく認められる場面．できる／できないでいえば「自立」だが，この動作を繰り返していると，麻痺側上肢の潜在性を消すばかりか，バランス能力が低下する可能性がある

情報

一般情報	▶	50代女性　元教師
診断名	▶	クモ膜下出血
障害名	▶	左片麻痺

(観 察)

主訴	麻痺手がもっと使えるようになりたい 「野菜を切ったり押さえられたりするといいな」 長距離を歩いても疲れない歩行がしたい 「両親の家に里帰りするとき大変」
第一印象	やや早口で,言いたいことがたくさんある印象を受ける 挙動が性急で,息つぎにも苦労している
表情	落ち着いてはいるが,「早く,早く」と次の展開を急く様子が見られる
コミュニケーション	言語的なやりとりは問題なし 環境の変化に適応するのに時間がかかる
エピソード	「クモ膜下出血は重症で,かろうじて生き延びた感じ」 「退院時は車いすだったが,どうしても歩きたかったし,夫が強引に歩く練習をしてくれたおかげで,退院後1年で車いすがなくてもよくなった」 「配膳していると,お皿の数が合わないことがよくある」
ADL	身辺動作は自立 家事も可能な限り実施している できないことは家族がフォローしている 歩行は装具とT-杖で自立(麻痺側下肢はふり回している)
認知	ペーシング障害を思わせるような,操作や課題遂行の性急さを認める 動作の切り替えを言語で代償するような傾向がある 立ち上がる動作を無言で誘導すると,「なぜ言ってくれないの」と怒る 　⇒補足運動野の先行性活動の低下が存在する?
麻痺側上肢の様子	上下肢ともに筋緊張は低いが,粗大な随意性は残存している 臥位で,下腿の重さを介助すると膝の屈伸可能 足部は弛緩麻痺を呈する 上肢,トータルパターンで運動可能 末梢は弛緩麻痺を呈するが,力むと指が曲げられる

図 3-25 本事例の起き上がり動作の系列評価

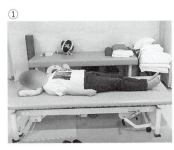
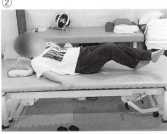

①②非麻痺手でベッドのふちを握り，下肢を曲げることから動作を開始する

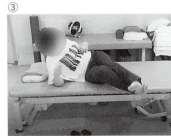
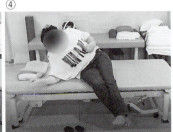

③④曲げた下肢を横に振ってベッドの下に下ろし，その重さと非麻痺手のプッシングで身体を起こす

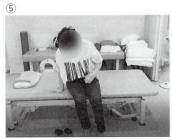
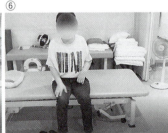

⑤⑥座位姿勢を調整するも，足部は床から浮き上がった状態で完了としているところから「体性感覚に依存した」動作にはなっていないと判断できる
結果，頸部の過剰収縮と非麻痺側上肢の過剰使用で右肩甲帯が固定され，その反動が麻痺側上肢の連合反応として現れている

図 3-26 誘導時の起き上がり動作の評価

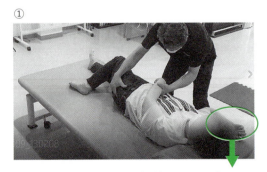
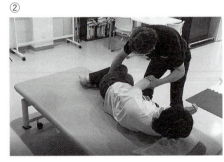

非麻痺側上肢を身体の下に引き付けて，その力でベッドを押そうとしている
そのため，骨盤からの回旋を誘導する必要があった

いつもの動作の癖を変化させることができないので，下肢を降ろされると怖さを訴える

熟練療法士ならこう考える

観察に基づく分析・仮説

　この対象者の動作の特徴は，「非麻痺手で押し上げる力」と「背中を反り返らせる力」を利用して起き上がろうとすることです（**図3-25 ②③**，**図3-26 ①**）．
　なぜこのような代償活動を使うのでしょうか？

　一般的な片麻痺者の動作観察では，「麻痺側半身が身体図式に上らず，あたかも半身の重さをもてあますように，非麻痺手でベッド柵やベッドの端にしがみついて引き寄せる」という動作内容を認めます（**図3-25 ①②**）．
　本症例も，もちろんその麻痺側半身の身体化の乏しさもありますが，加えてクモ膜下出血による前頭葉の障害が根底にあるように考えられます．

　一次運動野の運動出力の前に，前頭葉の補足運動野・運動前野からは姿勢調整の信号が「先行性（予測的）姿勢調整」信号として遠心性に出力されます．
　この症例では，「先行性（予測的）姿勢調整」がうまく作動せず，「（他者の誘導を含む）環境変化に合わせた姿勢調整の変化」を作り出せず，動作遂行を，「動作の形」を再現するだけのものとして，より固定的に行っていると考えられます．

　このため，動作の修正をするためのフィードバック情報である「動作時の感覚情報を見失っているのでは」と仮説して，介入を考えていきます．

考察

　よく「リハビリ室ではできるのに，病棟に戻ったらできない」という訴えが聞かれますが，これも感覚情報の伝え方が間違っているのかもしれません．
　「できる動作としている動作」などと，あたかも「対象者の努力が足りない」というようにも受け取れる表現をする場合がありますが，これは大きな誤解です．
　リハビリ室の治療台よりも対象者の自宅のベッドや布団は柔らかいのです．その点に注意して，日常生活への汎化を考えましょう．
　環境が違えば，その環境に合わせた身体の使い方，感覚情報の受け取り方があります．私たち健常者は，この「環境の違い」にまったく頓着することなく，「できる動作としている動作」がイコールでつながります．
　しかし，「硬いリハビリ室の治療台ならできるが，柔らかいベッドではやはり支持基底面の感覚を見失ってしまう」という片麻痺者の問題が著明に表れているのだろう，と理解するほうが現実的です．

すでに自宅に戻られている方なら,「旅行に行って普段とは違う環境で横になる」場合もあります.こうした環境の変化ごとに新しい動作を練習するという発想は,動作を運動という「形で暗記」していることにほかなりません.
　「柔らかいとできない」のは,「硬いところに押し付ける」という手段で自身の身体を扱い,「硬さに頼った動作を練習した」と患者が「記憶」しているからです.
　多くの場所で無意識に動けるような感覚情報を探る動き（脳活動の獲得）を支援できれば,条件に強く縛られずに動くことができます.

　支持基底面は,「体重を支えている地面（床面・ベッド面）と自身の皮膚の接触で作られる,地面から支えられている身体面の境目に生じる感覚の変化」そのものです.
　支えてくれる地面が柔らかければ,実は接触面積は広くなり,接触して動く感覚は豊富になるはずなのです.
　それでも感覚を見失うとすれば,それは先行性に感覚の感度が変化しない感覚器の閾値の問題,つまり身体の硬さがまだ目立っている証拠だと筆者は理解しています.

　観察項目に「粗大な随意性あり」とあるように（実際,クリニック入り口の自動ドアのスイッチを,麻痺側上肢でタッチするなどができている）,症例の麻痺側上肢には潜在能力があることが確認できています.しかし,基本動作を代表するような起き上がり動作時の過剰代償が,麻痺側上肢の潜在性を活かせない要因ともなっています.
　麻痺側上肢の潜在性を引き出す必然性からも,起き上がり動作をより効率良く達成したいと考えます.

解釈

◆ 一般的な片麻痺者同様の「非麻痺側上肢で力強く身体を起こす」ことは,麻痺側身体が身体図式に上っていない可能性を示している
◆ 前頭葉の障害による「先行性（予測性）姿勢調整」がうまく働かないことが,「誘導に追随できない」状況を生んでいる
◆ 先行性姿勢調整が起こりやすくなるような,感覚情報を伝える工夫が必要

熟練臨床家の介入

　前述したように，前頭葉，特に補足運動野のように「動作のプログラミング」に関与する脳部位に障害が起こると，「先行して準備すべき姿勢調整」や「あらかじめシミュレートする動作内容」がうまく構築できない状態が予測されます．

　この症例でも，動作に入る前に「動く方向が感覚でわかり，そちらに向かって動き出せる姿勢緊張の変化」を対象者の身体に提案しておくことが重要です．この「提案」とは，言葉で誘導（意識させる）することではなく，無意識のレベルでの筋活動の変化を判断基準に，無言で誘導するということです．

　このため，対象者に「言葉で指示してくれないとどう動いていいかわからない」と言われたとしても，療法士としては，「ああ，こう動いたらいいんだ」と自発的に気づいてもらう意図をもってリハビリに臨みます．

　これを実践する具体的な介入の一例を示します．

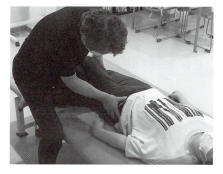

1　姿勢調整の準備をする

　療法士は，対象者が「感覚情報を捉えやすくしておく」ため，臥位でのアラインメントの修正や筋活動の基礎となる起始停止などの構造を整え，姿勢調整の準備をする．

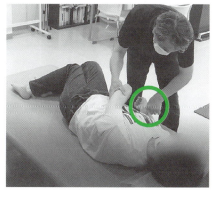

2　次の支持基底面の提示誘導をする

　起き上がり動作に入る前（対象者が積極的に動こうと思う前）に，「次の支持基底面」の接触感覚が筋紡錘に変化を起こすよう，麻痺側上肢をこれから動こうとする方向に誘導する．
　写真のように，頭を起こす前に，これから頭の重さが乗るであろう腕（写真では右前腕）に療法士が触れることで注意を促すと，療法士の意図に気づいて非麻痺側上肢で押し，軽く起き上がれた．

　これは，頚部屈曲筋と腹直筋が連動して活動できる感覚情報が，前腕のベッド面との接触感覚であったことを示唆しています．

この時，誘導方向や力加減を調整し，以下を確認することが重要です．
- 上肢が誘導に追随するように工夫しているか
- 上肢の動きに脊柱レベルでの回旋が起こっているか

つまり対象者が，療法士側の上肢の誘導から「起き上がってね」という黙示の意図に気づき，「動こう」としたときの「自動的な身体の反応を感じ」「次の支持基底面に向かって動く」という「体験」をしてもらうことが大切なのです．

頭を起こして（これも自動的な反応を促すことが重要）次の支持基底面に乗るという動作の体験を数回繰り返す練習の結果，一人で図 3-27 のように起き上がれるようになりました．

介入により，先行性姿勢制御が起こりやすくなるよう，あらかじめ「感覚の変化」を提示することが必要だったことが明確に示されました．

この症例でも，療法士が指示していないのに，結果として動作の内容そのものが非麻痺手に頼ら

図 3-27　感覚‐運動体験（介入）後の起き上がり動作

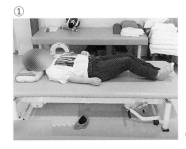

①体験後は，非麻痺手の動きが先行せず，下肢を曲げることから始まる

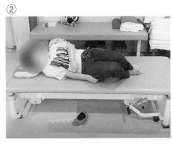
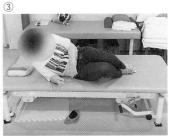

②③横向きになって，頭や上部体幹が乗る箇所を探して右上肢の位置を決め，積極的に支持基底面状況を探索しながら動いている様子が認められる

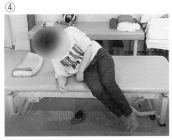
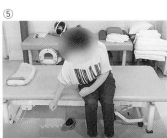
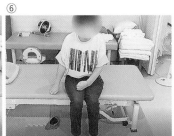

④⑤⑥スムーズな動作なだけでなく起き上がった際の足部は平行で間隔に保たれている．このまま立ち上がりに移行できる状態

ず，効率が良い動作に変容しています．

　麻痺側上肢からの誘導であっても，上肢機能そのものが向上しなければ，麻痺側上肢を空間に保持して起き上がることはできません．
　「正常な動作」を獲得することが重要なのではなく，対象患者が「どのような感覚情報を見失っているか」という側面での評価が重要です．
　対象者が「見失っている感覚情報」をうまく探し出せるよう援助することが，実は自律的で連続性のある日常生活動作につながると考えます．

6 麻痺側上肢に注意を向け潜在能力を引き出す

よく見られる課題　「治りたい」という一方で，麻痺手に興味を示さず積極的に動かさない状況をどうするか

統合と解釈のポイント

- ▶ 本人の話す「希望」と潜在的な「ニーズ」にギャップがある可能性を検討する
- ▶ 本人の上肢に関する感覚・知覚・認知を推測する
- ▶ 身体所有感・運動主体感という認知機能も重要なファクターであると認識する

　「少しでも麻痺手が動くようになり，日常生活で使えたら」と療法士は願い，麻痺側上肢に介入します．しかし，療法士がどんなに工夫を凝らしても，対象者が「治りたい」と言う割には麻痺手に興味を示さず，積極的に動かそうとしない症例に出合うことはしばしばあります．この，「興味を示さない」「上肢の管理がうまくできない」という状態はいったい何を意味するのでしょうか．

　ここでは，脳の注意機能と大脳皮質における身体部位の再現性について深堀りしてみたいと思います．

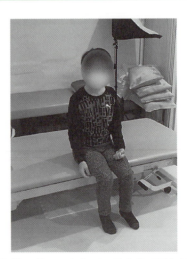

図 3-28　ボーッとしているようで話し始めると止まらなくなるギャップがある

「麻痺手をよくしてほしい，麻痺手に触れてほしいと懇願したのに対応してくれなかった」という理由で医療不信に陥り，回復期を2か月で退院してしまった症例．その「医療不信」が，実はご本人の「知覚・認知機能の低下」によるものなのではないかという直感で介入し始めた

情報	一般情報	▶	60代女性　無職
	診断名	▶	右被殻出血
	障害名	▶	左片麻痺

観察

主訴	麻痺側肩関節周囲の疼痛の改善　走れるようになりたい　麻痺手の改善
第一印象	杖，装具なしで来所　夫が車で送迎（詳しい歩行は後述） 覚醒が思わしくないような印象を受ける 移動はかなり質の高いレベルで自立　麻痺上肢が弛緩し，右手で抱えている
表情	瞼が半分閉じたような，ボヤッとした表情
コミュニケーション	意思疎通は問題なく図れるが，早口でまくし立てるような話し方をされる 話す内容に若干，誇張や誤解があるように感じる
エピソード	「回復期病院で，麻痺手への介入をずっと訴えていたのに，全然触れてもらえなかった．不信感が募り，早々に退院してしまった」とのこと
ADL	すべて自立　家事も実施 「趣味である『犬の競技』で走り回らなくてはならないから，走れるようになりたい」とのこと．現実的に達成可能性は十分にある身体機能だが，麻痺手の不安定さが姿勢コントロールを阻害し，下肢がリズミカルに出せないでいる
認知	家事などを実践されていることから認知機能に直接の障害は感じないが，左側上肢への注意，気づきが不十分なように感じる （麻痺側足部が引っかかりうまく前に出せないときに見せる反応と，麻痺側手部が何かに当たるなどした際の反応がまったく異なる）
麻痺側上肢の様子	肩甲上腕関節に 1.5 横指の亜脱臼あり 肘屈伸，末梢の随意性は確認できない 末梢は軽く握り込んでおり，痙性麻痺の存在をうかがわせる 上肢の動きを求めると，鎖骨の動きで肩甲帯を動かし「上肢が動いている」と認識している

> 熟練療法士ならこう考える

観察に基づく分析・仮説

　「歩行は独歩自立」「家事全般を実施している」など，日常生活は高いレベルで維持されているにもかかわらず，療法士が麻痺手へ介入すると麻痺側の姿勢緊張が低下して，左右間のギャップが増悪する症例です．

　この症例のような方は，「これができているのだから，この機能レベルは解決済み」という医療者の判断が当てはまらない「機能のギャップ」が確認できる場合が多いように感じます．

　本症例の場合も，突然退院してしまうほど麻痺手の回復に対する希望を口にする一方で「麻痺手の回復に対する執着」をそこまで強く感じない「違和感」がありました．「とにかく手を何とかしてほしい」という切実さがなく，人まかせのような印象を受けたのです．

　脳卒中片麻痺者では，日常生活動作などでの「運動機能の問題」（≒随意性）ばかりではなく，随意性を発揮できるような認知機能についても解決する必要がある場合があります．
　つまり療法士は，違和感に基づき，「本当に解決しなくてはならない機能」と，「ご本人の言葉では表現できない（気づいていない）認知の側面」を，推し量る必要があるのです．

　本症例の場合も，
　①表情がボーッとしているように見える
　②入院中のエピソードや突然退院してしまうという突発的な行動化を認める
　③希望に応じて「麻痺手に介入」するが，姿勢緊張や覚醒の低下を招き，運動練習などに
　　移行することが難しい
といったことから，「動作分析」レベルでの介入が必要なのではなく，「麻痺側上肢への気づきが不十分」な点を深堀りする必要があると判断できました．

認知機能の分析～感覚障害・身体失認・注意機能

なかなか随意性の回復が見られない片麻痺者の場合，上肢の感覚 - 知覚 - 認知の問題が挙がってきます．

これらをそれぞれ，「対象者の反応」から判別してみましょう．

第一印象である「ボーッとした表情」に続き，気になるのが「訴える内容の違和感」です．

「ここが動かないんです」と，手首（橈骨遠位端の辺り）を指して訴えられます（図3-29）．

図3-29 訴える内容の違和感

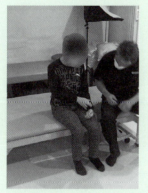

「手首が動かない」と訴えるが，その発話のトーンは平淡で，必死さを感じない

実際には上肢全体が動かないのですから，「腕全体が動かない」と言われるなら理解できますが，「手首が動かない」という訴えには，「まるで目で見て理解できる範囲を訴えている」ように感じます．

◆感覚障害

手首についてのみ訴えるということは，肩から腕までの身体部位には意識が向かないのでしょうか？

「自分の身体の一部として認識が難しい」と聞くと，「感覚障害？」と考える場合が多いでしょう．もちろん，それも確認する必要がありますが，まずどの感覚を評価するかは全体像から把握しましょう．

「触れたのがわからないから感覚障害」「寝起きの際に麻痺側上肢を忘れているから感覚障害」と直感的に判断されていることも多いと思われます．感覚について整理しておきましょう．

感覚障害には，主に以下の2つがあります．
①接触・圧迫感覚などの表在感覚の障害

温冷覚や痛覚など機械受容器による表在感覚は，どちらかというと「ケガの予防や危険の察知」という生活上必要な機能に分類され，その障害が直接「上肢が動く／動かなくなる」わけではないのでここでは取り上げません．

触・圧覚など体性感覚は「末梢の細かい作業」に不可欠なフォードバック情報を提供してくれますが，「上肢を無意識化でリーチする」などの随意性には必須ではないので，ここでは検討しないことにします．

②位置覚・運動感覚・振動感覚などの深部感覚の障害

上肢を動かす際に重要なのは，この深部感覚です．深部感覚は，筋紡錘，腱紡錘，ゴルジ腱器官などが発する「筋が収縮した」結果の感覚で，意識には上りません（自覚できません）．

しかし，深部感覚は「身体図式」（第1章3参照）を構成し，空間内のどこにどのような状態で上肢があるかを教えてくれる情報となります．

この情報がないと，単に「腕がどこにあるかわからない」だけではなく，「自分の身体の一部」という認識さえ失ってしまうと考えられます．

深部感覚障害の方は，「何かに触れていると手を感じるけれど，どこにあるかはわからない」「目で見るとわかるが，自分の手という実感はわかない」と言います．

これらのことから推察すると，表在感覚障害の場合は「動いているのはわかるが，触れられてもわからない」，深部感覚障害の場合は「動かせないが触れられるとわかる．でも，どこにあるかはわからない」という訴えが主になるように思われます．

◆身体失認

左片麻痺は，空間認知機能に優れているといわれる右側大脳半球が損傷した結果起こります．

左片麻痺者の中で「左半側視空間無視」を呈する方は，急性期には30％の症例に認められたと，豊田らは報告しています[1]．

この半側視空間無視の「身体の空間」に対する失認を，身体失認（言語化されない）と分類されています．作業療法学全書では，次のように記述されています．

「言語化されない半側身体失認とは，身体の空間における無視症状のことであり，自己身体に対する無視として定義する．半身に無関知で半身に対する気づきが低下した状態のことで，自己身体上で更衣や整容動作場面で左半身をし忘れる行動を指す」[2]

左片麻痺者で「身体失認」を呈している方の中には，自身の上肢を対象物と認識する方もいます．いくら説明しても，感覚刺激を提供しても，「誰か他の人の腕」だと言ったり，極端な場合，「〇〇ちゃん，可愛いねえ」と自分の腕に名前を付けて抱え込んだりする方もいます（半身パラフレニー）．

つまり，「身体失認」は，「自分の身体の一部である」という認識のそのものが障害される，認知機能の問題であると理解できます．

◆注意障害

「注意が向きにくい注意障害」とはどのような状況でしょう．

目に見える現象は，「身体失認」に似ており，「自分の麻痺側を見失っている」ように見えますし，一見無視しているようにも見えます．

本来の「身体失認」は，身辺動作時に麻痺側を見失い，動作が達成できないADLレベルでの問題を抱えているケースが多いものです．しかし時折，調理・掃除・洗濯など家庭内IADLが遂行できるレベルの方なのに，麻痺上肢に触れたり，他動的に動かしたり，タッピングをして刺激したりしても，「麻痺側上肢に目を向けない」という反応に出合うことがあ

ります．

　あるいは，「目は向けるけれど期待した反応にはならない」というケースも体験します（**図3-30**③）．

図3-30　療法士の介入に無頓着な反応　注意機能に問題があるのか？

① 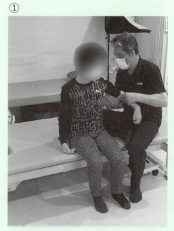　② 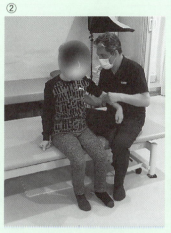　③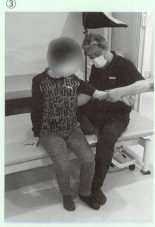

① 麻痺側上肢の「空間保持」を誘導．左には顔を向けるが，「手には注目」していない

② さらに，肩甲骨と肩甲上腕関節の整合性を整え，固有受容感覚に介入．右肩甲骨の固定を強め反応が乏しくなる

③ 上肢とは関係のない話を始める．すると右側の緊張は緩むものの，左上肢に注意を向けることはない

　通常，私たちは皮膚に何かが触れると，そこに目を向け，何が触れたのか確認したくなります．

　これは，動作中の刺激に備えて警戒・準備をする，注意機能の中の「alerting network」といわれるものです．このシステムは覚醒状態にも依存するシステムで[3]，右大脳半球では持続的な警戒を，左大脳半球では一時的な警戒を行うとされています．

　自分の身体以外の対象物への注意は，半側視空間無視を含めた「方向性注意」の障害と位置付けられます．一方この「alerting network」が，自身の身体に影響する感覚に対して注意を向け続けておくシステムだと理解すると，これで「無視でも失認でもない」「身体への感覚が意識に上らない」という状況が理解できるかもしれません．

　このような方々は，「麻痺側への接触刺激」などに反応しないばかりか，麻痺側上肢に介入し出すと覚醒が落ちる傾向を示します．あるいは，近くにいる人に話しかけるなど，療法士の期待に応えない反応を示すこともあります（**図3-30**③）．

「麻痺手に興味がわかない，注意が向きにくい」といった現象を認めるものの，「身体失認」とはいいがたい状態の方に共通して確認できる「上肢の状態」は，弛緩性麻痺が残存していることです．

　筆者は，弛緩性麻痺では皮膚の表在感覚が乏しくなり※，筋紡錘・腱紡錘由来の固有受容感覚も十分に入力されないことで，身体図式上で麻痺側上肢がないものとされているのではないか，という仮説を考えています．

　森岡は，その著書の中で，Gellagar の「身体保持感」と「運動主体感」を，下のように紹介しています．
　「適切な感覚入力と運動が統合された時この一体感が戻り，生き生きとした所有感が生まれました」[4]
　「一体感」とは，「自己の身体が自分のものである」という意識，「所有感」とは，「自己の運動を実現しているのはまさに自分自身である」という意識です．
　つまり，「自分の麻痺した腕が自分の身体として感じられ，運動を実現する感覚が生まれる」には，感覚と運動の統合，筋緊張に変化を「起こせる」自己の運動が重要であるということです．

解釈

◆ 感覚の乏しさが起因する身体図式の問題で，意識では麻痺側上肢を治したいと思っていても「注意の持続」が困難でつい忘れてしまうのではないか
◆ そうだとしたら，正常な上肢機能や正常なパターンで誘導して運動経験を積む，という介入よりも，ある程度どんな状態でも構わないので，「麻痺側上肢に注意を向け続けられる感覚‐運動経験」を積むことが優勢する
◆ 感覚と運動の統合，筋緊張に変化を「起こせる」自己の運動により，「身体保持感」と「運動主体感」を得られ，生活の満足度も上げられる

※本態性の感覚障害ではなく，皮膚の緊張が低下していることによる機械受容器の感度が減少している状況

1) 豊田章宏 他：脳卒中急性期から亜急性期にかけての半側空間無視の臨床経過と予後予測．リハビリテーション医学．37：508-515，2000
2) 日本作業療法士協会 監，渕 雅子 編：作業療法学全書 第8巻 作業治療学5 高次脳機能障害 改訂第3版．協同医書出版．2014，p115
3) 内山由美子：注意障害の臨床 ～Attention, Please!～．神経心理学．34；155-162，2018
4) 森岡 周：リハビリテーションのための神経生物学入門．協同医書出版社．2013

> 熟練臨床家の介入

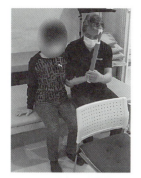

1　麻痺手に棒を持たせていすの背もたれを叩いてもらう

積極的・能動的に筋緊張の変化を起こすためには，麻痺側上肢の感覚の変化に気づく必要があるので，麻痺手に棒を持たせ，いすの背もたれを叩いてもらう．

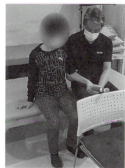

2　力と随意性が働き始める

数回繰り返すうちに，対象者の力と随意性が働き始めたのを確認できるようになった．

この時点では課題に集中し，その視線は，「対象物と棒を握っている手に注がれている」と理解できる．

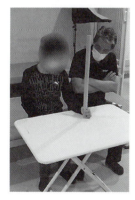

3　手関節のコントロールを，視覚的な棒の直立という課題に置き換える

底の平らな棒をテーブルに立ててみる．

対象者の集中力はさらに高まり，右手はリラックスし，左手は握りながら上肢を前に出し続けられる．

最後に，この方に「何が変わったのか」を聞いてみたところ，「左手に注意を向けるのではなく，右手への注意をやめてみたら左手が動いた」とのことです．

つまり，「両側に注意を分散させておくのが難しかった」のだと理解できました．

今後は，この「注意の分散」を獲得することを助けるため，「両手動作」の課題が必要と考えられます．

Movie

本節の介入場面動画はこちらから

7 前頭葉症状による介入困難をリフレーミングする

よく見られる課題 前頭葉の障害により興奮状態や過剰な反応症状があり介入が困難

統合と解釈のポイント

▶ 脳機能障害による「本人固有の認識」からの拒否ではないかと視点を変える
▶ 反応をヒントに，本人が捉えている文脈の仮説を立てる
▶ 行動の目標を共有するなどして，介入への安心感をもってもらう

　前頭葉の障害による興奮状態や過剰な反応からの介入困難．それをただ「病気のせい」としたところで，解決策は見えてきません．療法士として重要なのは，それらの反応を「脳機能の正常な反応」と「過剰な反応」に分けて考えてみることです．

　一見すると「異常な反応」でも，「周囲の状況（を本人が理解した内容で判断する）に合わせて社会通念上適切と思われる行動に変える」という側面で理解してみると，「ご本人がそう理解した，そんな事情ならこのように（異常と見えても）反応してもおかしくない」という理解に行き着く場合もあります．

　このような重症例と思われるケースでも，介入の余地があります．

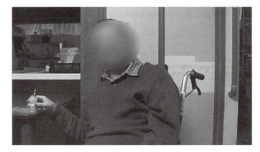

図 3-31　前頭葉の障害による反応
療法士の顔を見上げ，「帰れ，帰れ，帰れ」と怒鳴る

情報		
一般情報	▶	50歳代　男性　元会社員
診断名	▶	クモ膜下出血後右被殻出血発症
障害名	▶	失語症，前頭葉症状，左片麻痺，左半側視空間無視

観察

第一印象	他人を確認すると興奮状態になる 「帰れ，帰れ」など言葉も荒く威嚇するような態度をとる 少し触れるだけで「痛いぞ，痛いぞ」など過剰な反応をし，「怖いんだよ」ということもある 動作を教示すると，一応うなずき協力する姿勢を見せるが，動かない，動けない 姿勢が右に傾いており，修正できない
表情	無表情ではないが，「お前は誰だ？」というような警戒心が感じられる
コミュニケーション	言語での意思疎通は困難（一部理解可能な単語もあるが，意思の疎通，言葉のやりとりは困難） 失語症の影響（単語レベルの発語・動詞の原形の多様など）で，命令口調になってしまう 通りがかった人に「ブス」「デブ」など罵声を浴びせてしまう 場面や状況はある程度理解されているようだが，細かな状況把握は難しい様子 妻の介助にも，「帰れ，帰れ」「痛いぞ，痛いぞ」など繰り返し，顔や頭を打つという行動に出てしまう トイレ誘導，おむつ交換，着替え，寝起き，トランスファー，食事介助など，あらゆる場面でコミュニケーションが図れないため，家庭内での妻の介護が重度になっている
ADL	食事は自力で摂取可能だが，手掴み，食べこぼし，むせなどが発生し，介助は必須 水分摂取が苦手で，少量しか口に含まず飲み込みも遅い 妻は夏場の脱水を心配している 他のADLもほぼ全介助状態
認知	外界への興味は，食事やトイレ場面などの「視覚で確認できる状況」は理解可能 空気感のような「状況を察する」ことは難しい デイサービスでは集団体操には参加できるが，イベントなどは大声で騒いでしまうため不参加
エピソード	クモ膜下出血発症後，運動麻痺は残らず，ADL自立レベルで退院された しかし保続が残存し，「風呂の浴槽と洗い場を出たり入ったり1時間も繰り返して」いた

図 3-32　前頭葉の障害による反応

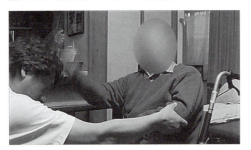
介入するために近づくと手が出てしまう

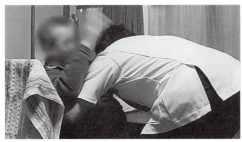
トランスファー介助のため手を体に回すと,「痛いぞ, 痛いぞ」と怒鳴りながら療法士を叩く, 噛みつくなど, 介助に協力が得られない

熟練療法士ならこう考える

考察

◆介助「される」側に求められる「コミュニケーション能力」

　この事例のように協力の得られない状況では, 客観的な身体機能や改善できそうな日常生活動作が評価できません. この場合,「ご本人はいったい, どのような理解で生活されているのか」という側面にフォーカスした統合と解釈が必要です.

　その視点で, 介助の場面では, 介助「される」側が前提として理解していることが必要なポイントがあります.

① 「何が起こるのか」をイメージできる
　例：トランスファーで, 何のために, どこに, どのように移乗するか
　「食事をするので, 車いすに移りましょう」という場面なら,「食事する」という目標に対して,「食堂でテーブルの前に座り, スプーンや箸などで食事している自分の姿をイメージできる」必要があります.
　そのためにも, いま自分の置かれている環境はどこなのか（家・施設など）, その構造はどのようなのか, そこにどんな人がいるかなど, 周辺状況を理解している必要があります.

② 「どのように動くか」をイメージできる
　例：どこにお尻を向けて, どのように座るか, 次の座面に座っている自分のイメージ
　こうした「動き」を再現できる機能が働かないと身体は動きません. ここには,「心的回転（メンタルローテーション）」という認知機能が必要となります.

　例えば,「倒れているいすを見たので, きちんと起こして普通の状態に戻した」という行動が生じたとします.

この行動が生じる背景には「いすは普通，座面が上で，4本の足で立っているもの」という記憶と，「いま，いすが横になっている」という異常な状態を認識し，頭の中のイメージで「倒れているいすを回転させると普通の状態に戻せる」という判断が必要です．この判断する認知能力を「心的回転」といいます．頭の中のイメージを回転させて次の状態をシミュレーションする前頭前野の機能だと考えられています．

　つまり，トランスファーでもこの心的回転を使って，「いま，自分は車いすに座ろうとしている」「立って，お尻を車いすに向けて（ここで自身の身体を客体化させ回転させるイメージが起こる），最終的に自分が車いすに座っている」ことをイメージをする必要があるといわれています．

③「相手に身をゆだねる」ことを積極的に準備・実行できる
　介助に身を任せられることは，実は高いコミュニケーション能力を必要とします．
　「○○さん，こちらの車いすに移りましょう」という一文の中には，「こちら」がどこを指すのか，「車いす」とは何か，「この人は自分に危害を加えないか？」「『移る』とはどのような動作か」など，様々な情報が隠されています．
　通常，私たちはこれら一つひとつを吟味することなく，「ああ，こっちに座るのね」「この人が立つのを助けてくれるんだね」という認識をもちますし，相手も同じ認識をもっているものと暗黙の了解をしています．

　これは，「共感」という認知機能を必要とする，前頭葉の主な能力の一つです．
　前頭葉機能に低下を認める例では，これらの情報が「相手に伝わっているか？」を一つひとつ丁寧に確認しながら介助する必要があります．
　介助者は，対象者がどこまで自身で動けるか・支えられるかという身体機能を見て，介入方向，支える力加減を判断するのみならず，声掛けやジェスチャーによる指示をしっかりと伝わるように行う必要があります．

　この対象者の場合，この①〜③の認識が乏しいため，あたかも「唐突に人が自分を持ち上げている」という判断になっているようです．その結果，暴言や暴力という防御反応を引き起こしている可能性があると考えられます．

観察に基づく分析・仮説

◆なぜこのようなコミュニケーションになるのか
　では，本症例のコミュニケーション能力や周辺環境への理解・判断という認知の側面はどうでしょう．
　「一部言葉の理解はできる」としても，人を見れば汚言を発し，手を貸そうとすると叩くなどの異常行動を解決・改善して，できるだけ家庭内で平穏に暮らすことを支援する方向で，本症例を解釈してみましょう．

汚言や暴力行為などは，一見すると「怒り」の反応とも受け取れますが，実は「怒る」という感情は二次感情といわれ，その背景には「不安」や「悲しみ」が存在することが知られています[1]．

　本症例の場合，認知能力の低下によって，周辺状況や近づいてくる他人が誰なのかの理解・判断など周辺環境の変化に対する情報処理が追いつかず，さらにどんどん情報が更新されるため，落ち着いて相手に合わせて身をゆだねられず，防御反応（さながらパニック）を起こしている状況で，反応がさらに過剰な反応を生み，介助量の増大につながっていると考えられます．

　また，「汚言」とは，トゥレット症候群などのチック障害といわれる発達障害で認められる症状の一つです．扁桃体の過剰反応によって引き起こされると考えられています．
　扁桃体は，不安や恐怖などを感じたときに活動することが知られています（図3-33）．過度な不安や恐怖が症状であるうつ病や不安障害，PTSDといった精神疾患で，扁桃体の活動が過剰であると認められています．

図3-33　扁桃体の場所

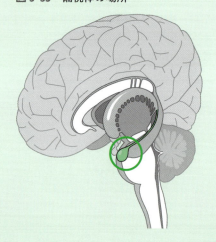

　これらのことから，本症例の他人への対応は，何らかの理由で扁桃体が過剰反応に陥っているために起こっている現象ではないかという仮説が立てられます．
　通常は，迂回回路（図3-34Bの回路）が働き，扁桃体が反応し過ぎないようにブレーキをかけています．
　ところが本症例では，クモ膜下出血による前頭葉の障害を抱え，扁桃体にブレーキがかけられない状況になっています．すると，目の前に現れるものに対して常に「闘争か逃走か」という反応を示してしまいます．このため，「介助者の介助の手」が恐怖を感じる対象として誤解されて，手が出たり汚言が出たりしているものと判断しました．

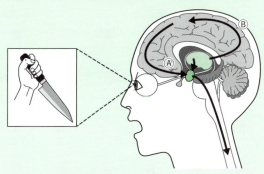

図3-34 入力情報を偏桃体へ届ける回路

偏桃体を含む辺縁系は，目の前の状況に対し，「闘争か逃走か」という瞬時の判断と行動を実行するために働く．動物が命を守るための瞬間的な行動に移る神経回路

【出典】森岡 周：リハビリテーションのための神経生物学入門．協同医書出版社．2013．p18 図1・11

◆ 介助に身を任せられる柔軟性と状況判断を作る

　前述のことから，達成目標は，「介助に身を任せられる柔軟性と状況判断が，ある程度できるようになること」とわかりました．

　では，介助に合わせられる身体と状況判断は，どのようにして得られるのでしょうか？

　私たちの「日常生活」を考えてみましょう．**私たちの置かれた状況は，「時間」と「空間」の要素に分けられます．**

　家にいてくつろいだ時間を過ごしているのか，あるいは，仕事場で忙しくパソコンのキーを叩いているのかによって，同じような状況でも判断が違ってきます．このため，「いま，自分はどこにいるのか」という空間の特定は大切です．

　同様に，「いま，自分は何をしているのか」「次に何をするのか」という時間経過の流れも重要です．

　中枢神経系が誤作動を起こさずに「最適解」を見つけ出せるのは，「身体が空間の中で安定している」からです．身体が安定している状態とは，支持基底面で形成される安定性限界内に，適切に自身の重心を置き続けられること，つまり，「リラックスして姿勢保持している状況」です．

　例えば，ジェットコースターに乗りながら計算問題を解くのは非常に難しいですよね．これは，「急な加速・方向転換・視覚的恐怖・身体に加わる加速度」などに自身の身体を合わせ続ける必要があるため，脳機能のほとんどをそこに費やす必要があるからです．落ち着いて何かをしたり状況を判断したりするためには，「身体の安定」は必須です．

　対象者が一見安定して車いすに座っているように見えても，姿勢が崩れていたり，なぜか不快な表情をしていたりしたら，「身体が安定して支持基底面と関係を保持しておらず，余裕がないのではないか？」と考えてみることが必要なのです．

また，身体が安定すれば，「自身の欲求」に気づけます．いまいる環境内で適切に行動するためのプランを立て，「立ち上がって歩き，トイレへ行って用を済ませ，席に戻り仕事を続けている」自分をイメージして行動に移せます．
　さらに，これらの行動を実行する時，通り道やトイレ内の状況によって，動作を微調整することが必要になります．

　つまり，感覚系は，「落ち着いて考え，自身の欲求に気づく」「動作プランを立てる」「実行に入り微調整する」と，すべての段階で常に活動している必要がありますが，この感覚系の活動の前庭として身体の安定性が必須なのです．

　視点を変えて，本症例の対象者の状況を，「まるでジェットコースターに乗っているような状況にいるのではないか？」と仮定して理解してみてはどうでしょうか．
　「外界はものすごいスピードで動きながら，様々な人が声を掛けてくる」
　「自分の身体が不安定なのに，立たせようとしたり，座る姿勢を変えようとしたりしてくる」
　「これは危険だ．逃走したいが，身体が動かない」
　「それなら，闘うまでだ！」
　このような脳の判断が選択された状況で出た反応と考えれば，観察された言動は自然ともいえます．

解釈

◆ 暴言や暴力の背景には，「周辺状況の変化」に対応できない偏桃体の過剰反応がある可能性がある
◆ 偏桃体の過剰反応は，単に前頭葉症状というだけでなく，「姿勢保持が不安定で，自身の力では修正できない」という片麻痺の問題が存在するのかもしれない
◆ 直接介入は過剰反応を生じる可能性が高い
◆ 症例の理解に合わせた場と時間の共有により，身体的・心理的余裕を提供できる可能性がある

熟練臨床家の介入

上のような解釈から，対象者の「理解できるスピード」「わかりやすい場面設定」「動ける余地のある作業課題」を選択したら，この方は動けるようになるかもしれない，と考えました．

1 「動ける余地のある作業課題」を出す

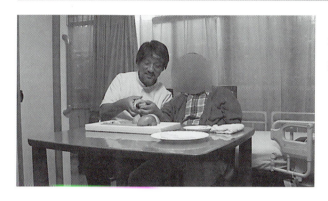

この症例では，「トースト，リンゴ，紅茶の軽食を準備して食べる」という課題を提供した．

わかりやすく場面設定された課題とは……
- 視覚的に確認しやすい
  ⇒目の前に「生の食パン」「皮をむいていない丸ごとのリンゴ」「空のカップ」が並んでいる
- 「これを私が食べるということだ」という予測が立つ
  ⇒誰が作業するかはともかく，「食べ物」が目の前に提示されているので，「私がこれを食べるということだな」という意図が伝わりやすい
- 次の手順がイメージしやすい
  ⇒「パンをトーストする」「リンゴの皮をむく」「カップに何かを入れて飲む」など，食べるために実行しなくてはならない手順がイメージしやすい

2 一緒に作業をする

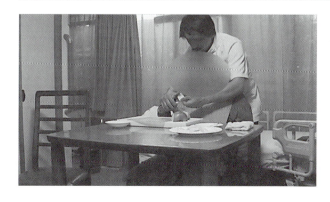

1の課題条件があるうえで，「一緒に作業しましょう」と療法士が道具を提示する．対象者の「自分でリンゴをむくの？」「できるかな？」という感情を呼び起こす．

3　介入の結果，改善にいたる

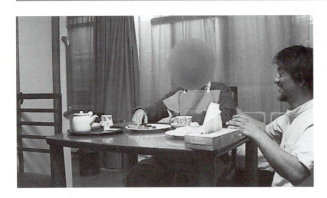

姿勢保持が圧倒的に変化した．そばに療法士がいても「汚言」が出てこず，食べ物に集中できている．咀嚼・嚥下がスムーズに運んでいる．

　このような課題提示のしかたを，対象者と療法士が同じものに注意を向けているので，「共同注意」という認知機能を使っていると筆者は理解しています．
　「共同注意」は，一人が課題に注目し，それを他の一人が共感して注意を向ける場面設定で，上下・対立関係を感じさせる「対面」で課題を提示するのではなく，他者と「並列」に位置しながらともに課題を解決する仲間になるという感覚を与えます．

　幼児期，社会性を身につける頃，「あれはワンワンだね」などというように，「親の注意が向いているものに自分の注意を向ける」という活動があります．「あれ，それ，これ」など，空間を意味する言語でお互いが同じものに注意を向け共通認識をもつことは，共感を生む基礎にもなります．
　本症例でも，一緒に課題に注目しながら，課題の解決に向けて適切なタイミングで次に打つ手を他者から提案されることで，安心感が生まれます．

　この「共同注意」という認知機能を用いた場面で食材を扱うという課題は，脳の余裕を提供できたものと理解しています．
　対象者の過剰な筋活動や姿勢の崩れが，扁桃体の過剰活動により生じていたと理解すれば，「課題の遂行によって視覚や体性感覚の入力を安心して脳が受け入れる余地」が生じた結果，過剰な筋活動によって保持していた姿勢反応を崩すきっかけとなったと考えられます．
　毎回食事準備をしたわけではなく，「工作」「パズル」など，課題は様々に変えました．ただし，狙いはすべて共同注意を促すもので，社会的コミュニケーション能力を賦活すると同時に中枢神経系の感覚情報の処理過程を賦活することでした．

　数回の介入で，「介助に協力的になった」「汚言が減った」「食事時の介助が楽になった」という結果が報告されています．

Movie
本節の
介入場面動画は
こちらから

1) Plutchik. R：A general psychoevolutionary theory of emotion. In R Plutchik & H Kellerman（eds.）, Emotion：Theory, research and experience, Theories of emotion. New York：Academic Press. 3-33, 1980

Let's ケーススタディ
脳卒中リハビリテーション
～『日常生活』を視野に入れた介入の考え方～

発　行	2024年11月10日　第1版第1刷Ⓒ
編　著	山田　稔（やまだ　みのる）
発行者	青山　智
発行所	株式会社　三輪書店
	〒113-0033　東京都文京区本郷 6-17-9　本郷綱ビル
	TEL 03-3816-7796　FAX 03-3816-7756
	https://www.miwapubl.com
編　集	編集工房まる株式会社　西村舞由子
デザイン	戸坂晴子
イラスト	佐藤加奈子
モデル	株式会社 Healthy room　横手香菜　他2名
装　丁	中島卓也
印刷所	株式会社　新協

本書の内容の無断複写・複製・転載は，著作権・出版権の侵害となることがありますのでご注意ください．
ISBN 978-4-89590-833-7 C3047

JCOPY ＜出版者著作権管理機構　委託出版物＞
本書の無断複製は著作権法上での例外を除き禁じられています．複製される場合は，そのつど事前に，出版者著作権管理機構（電話 03-5244-5088, FAX 03-5244-5089, e-mail: info@jcopy.or.jp）の許諾を得てください．